U0388034

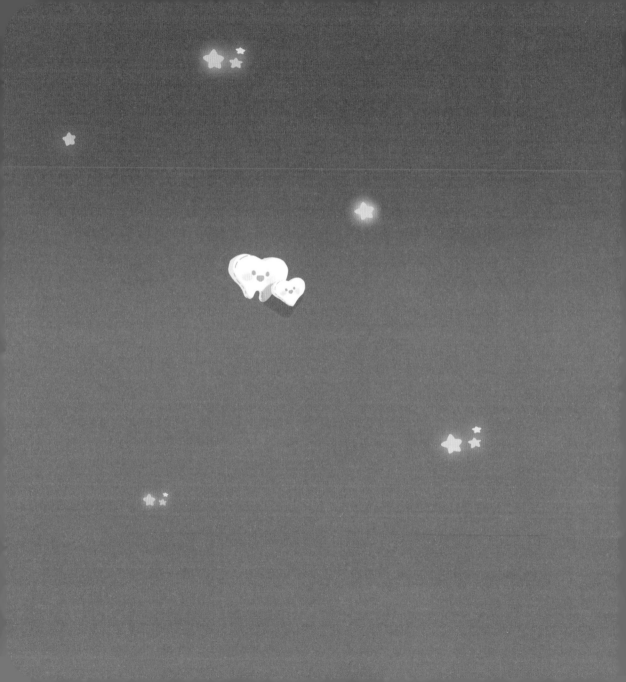

影响孩子健康的口腔问题

主 编 刘月华　　　　副主编 王 艳 王少海

编 者（以姓氏笔画为序）

王 艳（上海市口腔医院）　　　　　　　孙良龚（上海市口腔医院）

王少海（同济大学附属东方医院）　　　　李远远（上海市口腔医院）

刘 燕（北京大学口腔医院）　　　　　　张维华（上海市口腔医院）

刘月华（上海市口腔医院）　　　　　　　郝 彤（上海极橙医疗科技有限公司）

刘安琪（上海交通大学医学院附属第九人民医院）

编写秘书 张维华　　　绘 图 毛 月 刘楚悦

人民卫生出版社
·北京·

图书在版编目（CIP）数据

影响孩子健康的口腔问题 / 刘月华主编 . -- 北京 ：人民卫生出版社，2024. 8. -- ISBN 978-7-117-36763-9

Ⅰ. R788

中国国家版本馆 CIP 数据核字第 202491CN62 号

人卫智网　www.ipmph.com　医学教育、学术、考试、健康，购书智慧智能综合服务平台

人卫官网　www.pmph.com　人卫官方资讯发布平台

影响孩子健康的口腔问题
Yingxiang Haizi Jiankang de Kouqiang Wenti

主　　编：刘月华

出版发行：人民卫生出版社（中继线 010-59780011）

地　　址：北京市朝阳区潘家园南里 19 号

邮　　编：100021

E - mail：pmph @ pmph.com

购书热线：010-59787592　010-59787584　010-65264830

印　　刷：北京华联印刷有限公司

经　　销：新华书店

开　　本：787×1092　1/20　　印张：9⅗

字　　数：138 千字

版　　次：2024 年 8 月第 1 版

印　　次：2024 年 10 月第 1 次印刷

标准书号：ISBN 978-7-117-36763-9

定　　价：50.00 元

打击盗版举报电话：010-59787491　E-mail：WQ @ pmph.com

质量问题联系电话：010-59787234　E-mail：zhiliang @ pmph.com

数字融合服务电话：4001118166　E-mail：zengzhi @ pmph.com

致家长的一封信

各位家长：

大家好！

我是上海市口腔医院（复旦大学口腔医学院）主任医师刘月华教授，从事口腔正畸与儿童口腔预防保健工作 36 年。

在多年的临床工作中，我发现新手父母都希望自己的孩子健康、美丽、聪明，也知道要小心呵护孩子身心健康发育，但是大多数新手父母并不知道未长牙的宝宝也需要护理口腔，更不知道口腔发育异常将影响孩子的全身生理或心理健康。例如孩子的口腔清洁方式不当，可能会导致多处"蛀牙"，甚至影响今后的健康与容貌。有些新手父母发现孩子睡觉时，经常鼻呼吸不通畅，而改用嘴巴呼吸。还有些父母发现孩子小时候漂亮可爱，可长大后却出现嘴巴变形，样貌也全变了，有甚者，还会出现上课注意力不集中、多动、易疲惫、学习跟不上、个子不够高等问题。

面对上述问题，我百般焦急，决定与团队携手合作，撰写此书，帮助大家突破口腔健康知识的盲区和误区，共同呵护孩子的口腔健康。

最后，祝您的孩子健康、美丽、聪明！

2024 年 9 月

前　言

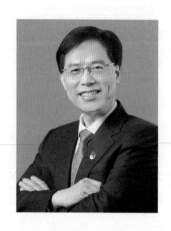

　　每位新手父母都希望自己的孩子健康、美丽、聪明。父母除了注重孩子的智力发育，也关注孩子的健康发育。

　　然而，我在口腔医学领域工作数十年中发现，仍有很多家长对孩子的口腔健康发育问题认识不足，甚至还有很多口腔知识盲区，从而耽误了孩子口腔疾患的早期防治。如不及早重视，某些隐患将会影响孩子的智力与全身健康发育。因此，我与团队决心编写这本科普书，以提高新手父母对儿童口腔预防保健的知识水平。

本书将从家长的视角出发，指导新手父母关注并维护孩子的口腔健康，预防其口腔问题，从而避免孩子的生长发育受到影响。全书内容深入浅出，具有良好的科学性、趣味性、可读性及可参照性，有助于解除家长常见的疑问和困扰，并提示父母关注容易忽视的口腔问题。同时，本书图文并茂，精美的手绘插画生动清晰、易于理解，非常适合家长和孩子共同阅读，从而减轻孩子对治疗牙齿的恐惧。

　　虽然我们的医疗团队从事儿童口腔疾病防治已数十年，拥有丰富的口腔疾病防治经验，但是由于儿童口腔疾病种类较多，所涉及的知识面较广、较深，因此本书不能全部涵盖，恳请各位家长及读者理解。我们希望用自己的知识与爱心，为您孩子的健康成长保驾护航。

　　最后，感谢中国牙病防治基金会"爱笑少年"科研项目对本书的支持！

2024 年 9 月

目 录

第一部分

生命早期 1 000 天：

孕妈妈请注意，别让孩子输在起跑线上

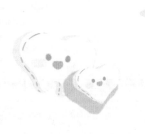

第二部分

0~3 岁：
婴儿喂养学问大，切勿好心干坏事

第三部分

0~6 岁乳牙期：

养成好习惯，乳牙零龋齿

第四部分

6~12 岁替牙期：
需要更多的关爱

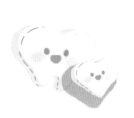

第五部分

12 岁后恒牙期：

矫治牙齿正当时

第六部分

健康专题一：

张口呼吸非小事，早期关注很重要

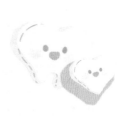

第七部分

健康专题二:
别用错误的口腔知识，耽误孩子的口腔健康

第八部分

健康专题三：
影响孩子心理健康的口腔问题

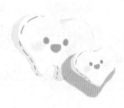

第一部分

生命早期 1 000 天：

孕妈妈请注意，别让孩子输在起跑线上

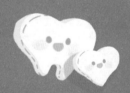

1 为什么备孕前需要做口腔检查？

怀孕后，由于体内激素水平、口腔环境、饮食习惯及口腔卫生行为等方面的改变，孕妈妈患口腔疾病的风险相应增加，而孕妈妈的口腔问题不仅影响自身健康，还与胎儿的生长发育息息相关。

如果孕妈妈之前患有"蛀牙"而未治疗，怀孕后疾病可能会进一步加重，甚至发展成急性牙髓炎，引发牙齿剧烈疼痛。如果孕妈妈怀孕前有萌出不全或阻生的智齿（专业术语称为第三磨牙）没有拔除，再加上孕期口腔卫生不良等因素影响，智齿可能会发炎、肿胀，引发智齿冠周炎，导致张口困难，影响进食，从而影响营养摄入。

雌激素、孕激素水平的改变，容易导致孕妈妈出现妊娠期龈炎与牙周炎。其中，牙周致病菌及毒素可通过血液循环到达全身，增加发生妊娠高血压、妊娠期糖尿病及先兆子痫等风险，严重者还可能进入宝宝体内，甚至造成流产、早产、新生儿低体重、先天性疾病等后果。

此外，孕期口腔急症的处理在用药、检查及治疗方面会受到限制。这不仅会给孕妈妈带来痛苦，还可能会影响胎儿的正常发育。

因此，我们建议孕妈妈在备孕前进行全面的口腔检查，并针对检查发现的问题进行处理，养成良好的口腔卫生习惯，减少口腔疾病引起妊娠期异常状况的风险，保障母婴健康。

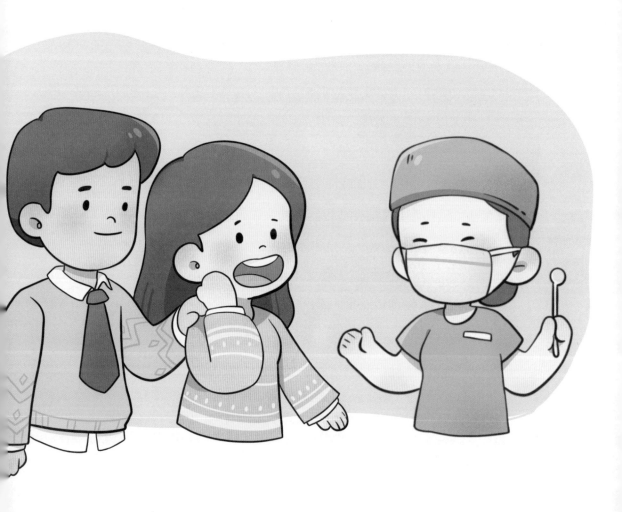

2 父母的牙齿不好，会遗传给孩子吗？

父母的牙齿问题有可能影响孩子的牙齿健康。

有调查表明，"蛀牙"（专业术语称为龋病）的发生发展在一定程度上受遗传因素影响，但同时也受后天环境因素影响。

又如，牙齿排列拥挤、稀疏，或者人们常说的"龅牙"（专业术语称为上颌前突或双颌前突）等问题，除受后天发育条件影响外，也可能是先天原因造成的；"地包天"（专业术语称为反殆）、"小下巴"（专业术语称为下颌后缩）等问题，也有明显的家族遗传现象。

当然，如果父母有"蛀牙"、牙周炎、牙齿不整齐等问题，也不必过于担心。一方面，要更加关注孩子的口腔卫生，以及是否有不良口腔习惯；另一方面，要注意观察孩子在成长过程中是否出现相似的口腔问题，一旦发现，就要尽快找口腔医生寻求帮助。

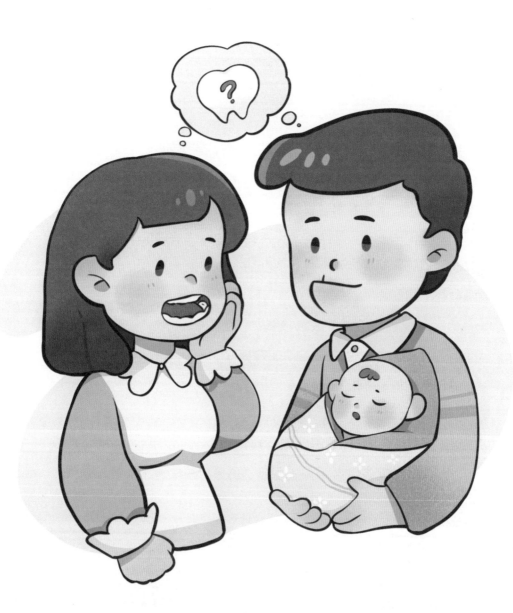

5

3 孕期如何护理口腔?

首先,孕妈妈要建立良好的口腔卫生习惯。怀孕期间,孕妈妈往往会摄入很多营养价值高的食物,来促进胎儿的发育。由于这些食物通常为软食,且碳水化合物含量丰富,因此进食后应正确使用牙刷、牙线、漱口水或冲牙器等清洁工具,及时清理口腔内的食物残渣,避免细菌在口腔内大量滋生,造成诸多口腔隐患。

其次,孕妈妈在怀孕早期容易发生恶心呕吐等妊娠反应,注意呕吐后不要立即刷牙,因为胃酸会侵蚀牙齿,可在呕吐后先漱口,约1小时后再刷牙。

最后,孕妈妈还需要注意饮食,多吃天然食物,维持营养均衡,少吃黏、软等容易引起"蛀牙"的食物。

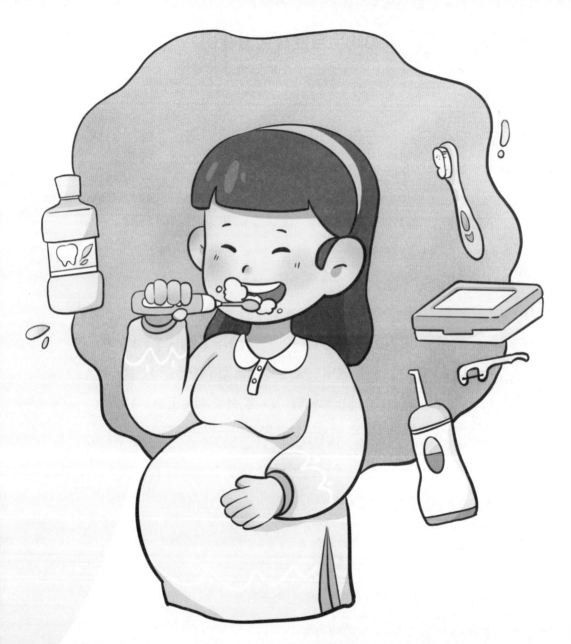

4 孕期的重大疾病，会影响宝宝的牙齿发育吗？

会。

由于宝宝的乳牙牙胚从胚胎第 2 个月开始形成，恒磨牙的牙胚从胚胎第 4 个月开始形成，因此孕期的重大疾病可能会引起宝宝的牙胚发育异常。

例如，孕期患有重度感染性疾病时，感染性微生物可能会直接损害成釉细胞，使牙釉质排列紊乱，造成牙釉质发育不全。如果孕妈妈在妊娠期间患有慢性胆囊炎、糖尿病、慢性肾盂肾炎（加重期）、贫血及其他导致胎儿慢性缺氧或感染的疾病，就可能会影响宝宝的牙胚发育。如果孕妇感染梅毒，则可能引发婴幼儿形成先天性梅毒牙。

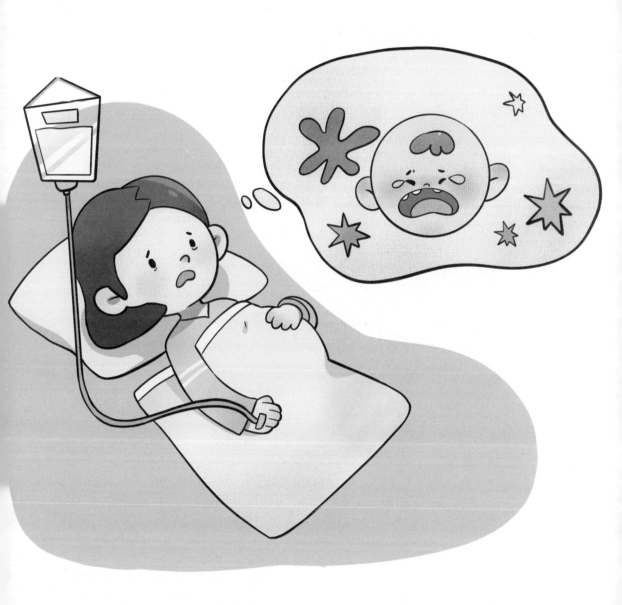

5 孕期生活环境和生活习惯，会对宝宝的口腔发育造成哪些影响？

孕妈妈良好的生活环境和健康的生活习惯，是胎儿口腔颌面部正常发育的重要基础。以牙齿发育为例，婴儿的乳牙并不是在出生后"突然"长出来的，而是在胚胎 2 个月左右时，就已经在牙龈内开始发育了。因此，孕妈妈在胎儿发育阶段所摄取的各种营养成分，如钙、磷等矿物质和蛋白质，对牙齿发育至关重要。

孕妈妈的健康状态、生活方式、是否接触有害物质等，都与宝宝牙齿的发育密切相关。妊娠早期的病毒、细菌、药物、环境污染、放射线照射等因素，都可能影响牙齿发育，甚至导致牙釉质矿化不全、氟牙症、多生牙及先天性缺牙等。

此外，孕妈妈心理状态的变化也可能会影响胎儿的口腔发育。如果孕妈妈长期处于精神焦虑、高度紧张的状态，可能容易引发胎儿面部发育畸形。

因此，孕妈妈要尽可能营造良好的生活环境，保持健康的生活习惯，摒弃不良嗜好，例如吸烟、饮酒、嚼槟榔等，并保持良好稳定的情绪。

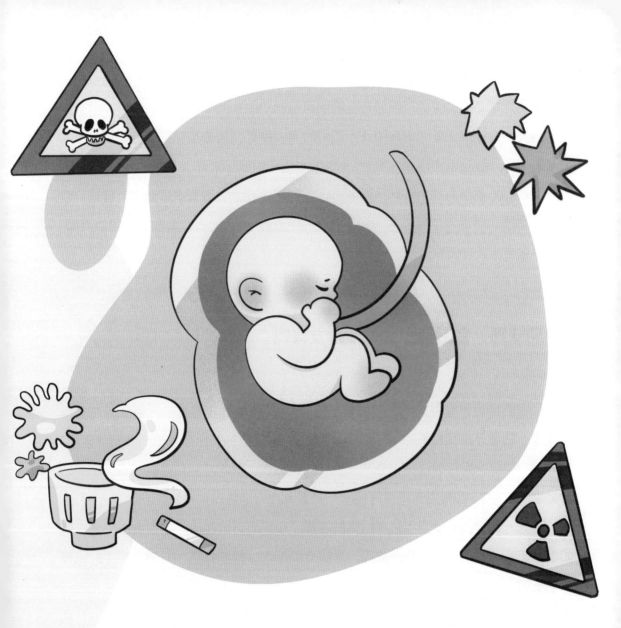

6 孕期哪些药物使用不当，会影响胎儿的口腔发育？

孕妈妈切勿擅自服药，因为有些药物可能影响胎儿的健康。

首先，有的抗生素会影响胎儿的口腔发育，例如四环素类药物，会影响宝宝的牙齿发育，导致宝宝出现"大黄牙"（专业术语称为四环素牙）。

其次，一些孕妈妈由于怀孕期间心理压力增大或体内激素水平变化，容易产生易怒、烦躁、睡眠不佳等现象。如果擅自使用镇静催眠药、抗焦虑药，如地西泮，可能导致宝宝面部发育畸形。

7 孕期缺钙，会影响宝宝的牙齿发育吗？

会。

宝宝的牙齿发育并非像许多人认为的从出生后开始，而是在怀孕 8 周左右就启动了。钙是牙齿和骨骼的主要组成元素，人体中 99% 的钙存在于牙齿和骨骼中。因此，如果孕妈妈长期缺钙，会造成胎儿低钙血症，影响牙胚和骨骼发育，出生后容易患"蛀牙"、颌骨发育不良等疾病，严重者还可能患有佝偻病。

因此，钙的摄入需要引起孕妈妈的注意。孕妈妈可以在日常的饮食中补钙，例如摄入芝麻、牛奶、排骨及虾皮等。这些食物都可以帮助补钙，或者在医生的指导下补充钙片。

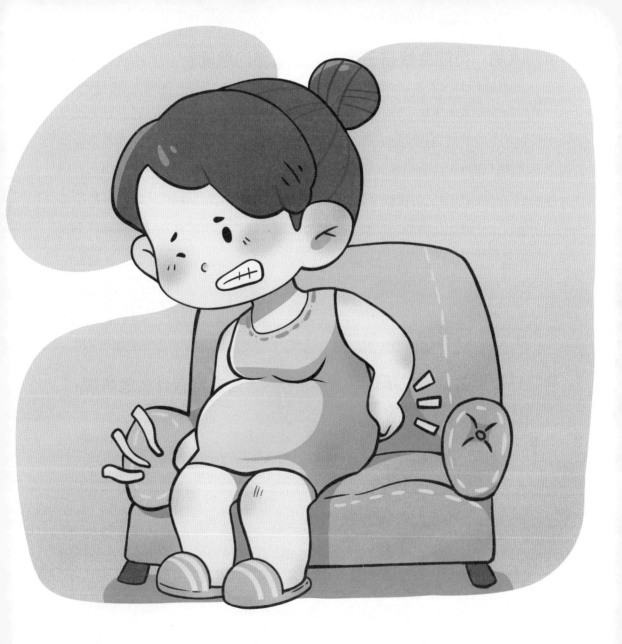

8 孕期喝酒，可能会给孩子带来哪些口腔问题呢？

孕妈妈饮酒会严重影响胎儿的发育。因为乙醇（又称酒精）可以轻易地穿透孕妈妈与胎儿之间的屏障到达胎儿体内，而胎儿对酒精的代谢能力极弱，容易发生中毒。酒精的代谢产物也会与摄入的营养成分结合，影响其吸收。同时，酒精会妨碍叶酸和维生素 B 的吸收，导致宝宝颜面部发育畸形、贫血、神经发育障碍等严重问题，宝宝出生后出现体格发育滞后、智力低下、视觉听觉不良，以及各种行为问题。美国国立卫生研究院的研究表明，怀孕初期饮酒会增加新生儿唇腭裂的发生率。因此，应当禁止孕妈妈饮酒。

9 孕妈妈吸烟或吸"二手烟"，对胎儿的牙齿发育有什么危害呢？

由于烟草中的各种有害成分能够通过孕妈妈的身体进入胎儿体内，极易导致胎儿先天畸形及发育障碍，尤其容易影响口腔及牙齿的发育，所以孕妈妈应当停止吸烟。

需要提醒的是，"二手烟"对孕妈妈及胎儿的不良影响同样不容忽视。烟草中的主要成分是尼古丁。由于孕妇长期吸"二手烟"，可能引起胎盘血管收缩，导致胎儿在子宫内的血液供应减少，引起胎儿缺氧。因此孕妈妈在备孕及妊娠全程期间，应尽量避免吸入"二手烟"。

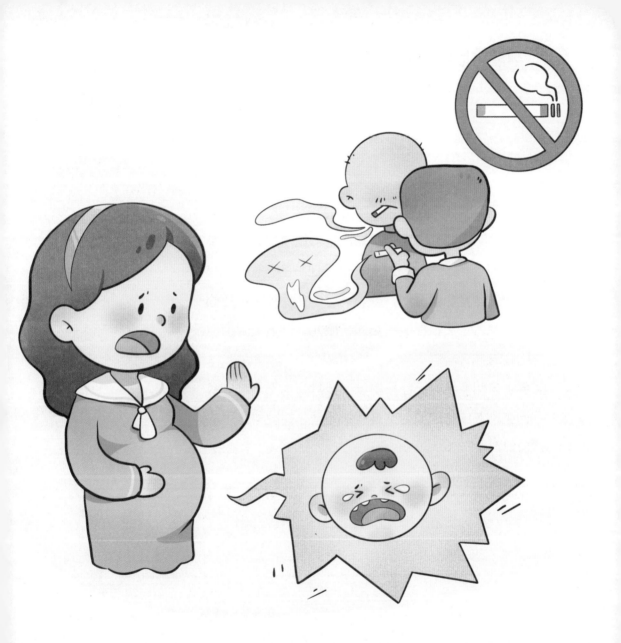

10 孕期可以拍口腔 X 线片吗？

　　孕妈妈应当尽量避免拍 X 线片，但是如果因为某些疾病不得不拍摄，也可综合考虑。

　　在就诊时，孕妈妈应主动告知医生自己身怀六甲，医生便可判断能否拍 X 线片，或者在加强保护的条件下拍 X 线片。遇到某些紧急情况时，孕妈妈可以在局部防护后拍摄 X 线片，也就是用铅板或铅裙保护胎儿，以最大限度地避免对胎儿的影响。

　　如果在未知怀孕时已经拍摄了 X 线片，也无须过度紧张。不同类别 X 线片的放射剂量有所不同，口腔科常用的根尖片放射剂量非常小。

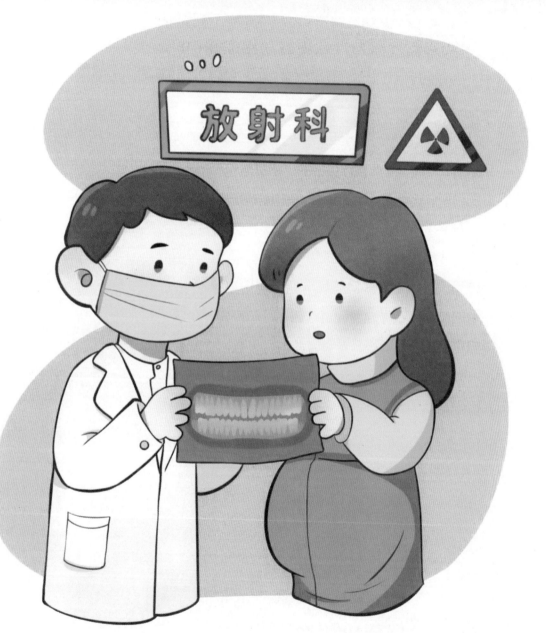

11 孕妈妈的牙龈为什么更容易出血呢？

  孕期牙龈出血，主要是牙齿上的牙菌斑堆积引起的。

  由于孕期体内雌激素和孕激素水平显著增高，孕妈妈较普通人群更易产生牙菌斑，从而引起龈炎和牙龈出血。此外，由于孕妈妈的饮食营养较为丰富，更容易导致细菌的大量堆积，再加上许多孕妈妈早期可能出现频繁孕吐，呕吐物中的物质也容易导致龈炎。因此，孕妈妈发生妊娠期龈炎的可能性较平时高。龈炎发生时，牙龈出血就会随之而来，所以孕期的口腔清洁比怀孕之前更加重要。

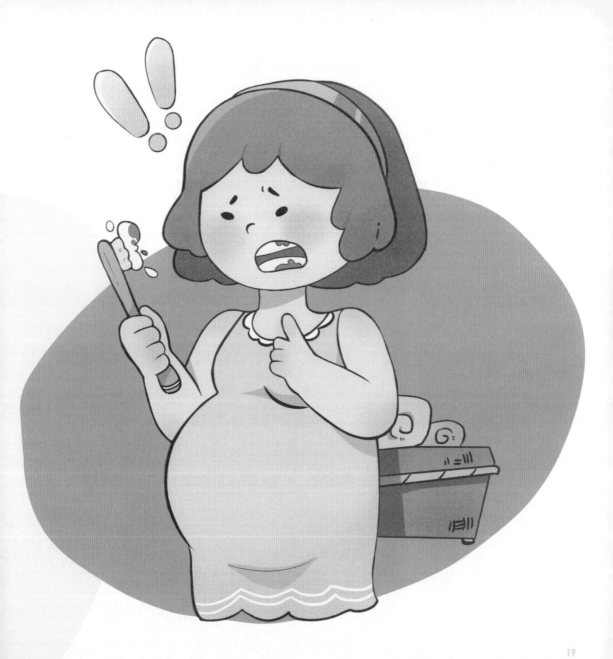

12

孕期牙疼时，可以看口腔医生吗？

可以，并且也应该看口腔医生。

怀孕期间出现牙疼，大多是"蛀牙"或智齿冠周炎所致，如果不及时处理，任其发展，有可能造成更严重的感染。就诊时孕妈妈需要注意，务必将自己怀孕的情况告诉医生，请医生对常规治疗方式进行适当调整。

值得一提的是，孕期看牙的最佳时机是妊娠期的第 4~6 个月。在此期间，胎儿发育稳定，孕妈妈身体状况较佳，可以做相应的治疗。而其他时段，有些药物与治疗方法是不能轻易使用的，医生往往只能对疾病进行应急处理。因此，最好在准备怀孕之前就进行牙齿的全面检查，发现问题及时处理，避免拖延到孕期再治疗。

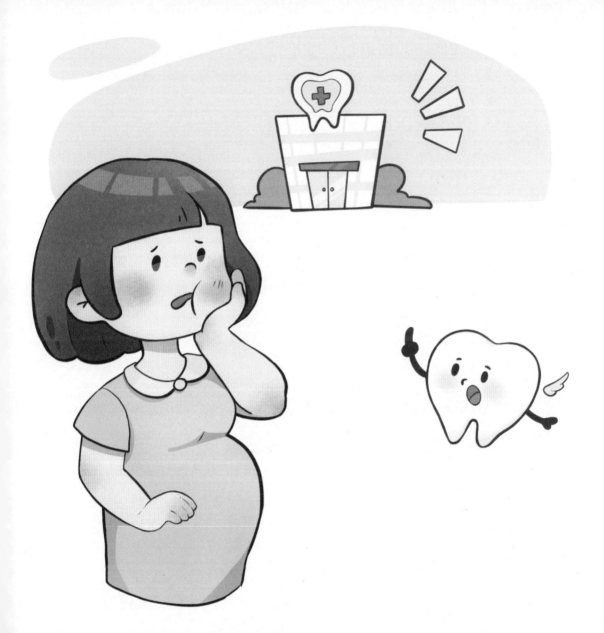

13 坐月子期间，如何进行口腔护理？

　　坐月子期间，妈妈们会摄入很多营养价值高的食物，但丰富的营养也是细菌滋生的温床，如果不注意保持口腔卫生，就容易导致各类口腔问题的发生。

　　坐月子期间的口腔清洁是日常护理的重要组成部分。首先，妈妈们应当勤漱口。坐月子期间进餐次数增加，建议在进食之后养成漱口的习惯。

　　其次，妈妈们应当勤刷牙。做到早晚正确刷牙，且每次不少于 3 分钟，同时配合使用牙线或牙间隙刷帮助清洁牙间隙。晚上睡前刷牙后就不要再进食。

　　最后，妈妈们应尽量避免吃过甜的食物，或者喝碳酸饮料。因为甜食易产生"蛀牙"，碳酸饮料易造成牙釉质脱矿。如果吃了过甜的食物或饮料，应尽快漱口。

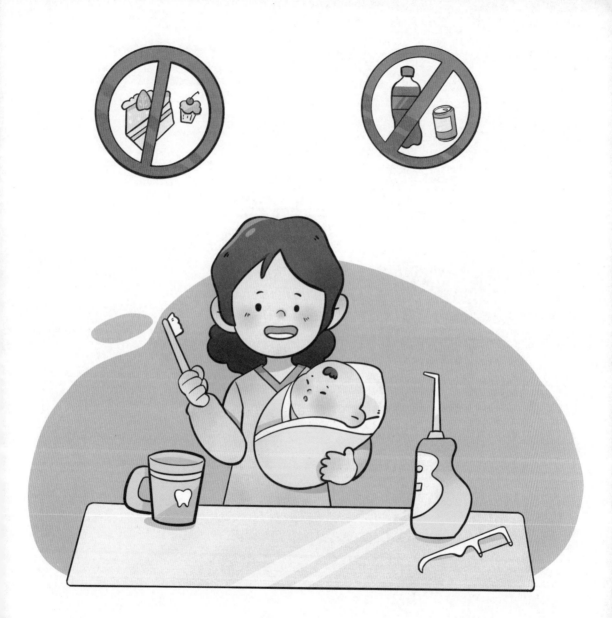

第二部分

0~3 岁：
婴儿喂养学问大，切勿好心干坏事

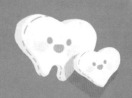

即将迎来第一个宝宝的小梁夫妇最近遇到了一些困惑：夫妇俩的牙齿都不好，从小就有"蛀牙"、牙龈出血、牙齿不齐等问题，以前这方面意识不强，直到牙痛了，才发觉口腔健康的重要性。现在，他们的小宝宝就要出生了，宝宝的牙齿健康可不能再疏忽了。但是，他们发现自己对婴幼儿的口腔护理知识知之甚少，例如宝宝什么时候开始长牙？长牙后怎么护理？可能会遇到什么问题？都是他们急需知道的，因此他们需要了解更多的相关知识。

1 如何正确使用奶瓶喂养？

首先，喂奶姿势要正确，将宝宝自然地呈 45° 左右斜抱在怀里，奶瓶长轴的方向尽可能与宝宝面部平面垂直，避免压迫宝宝的牙龈或颌骨，造成"地包天"或上颌骨前突。

其次，宝宝喝完奶之后，最好用软毛小牙刷或者湿纱布清洁宝宝的牙齿，用清水清洁口腔。

最后，不要让宝宝形成含着奶瓶睡觉的习惯，长期如此可能导致危害严重的低龄儿童龋，俗称"奶瓶龋"；也有可能造成口腔周围的肌力紊乱，导致长牙后上下颌牙无法咬合、张口呼吸等不良后果。

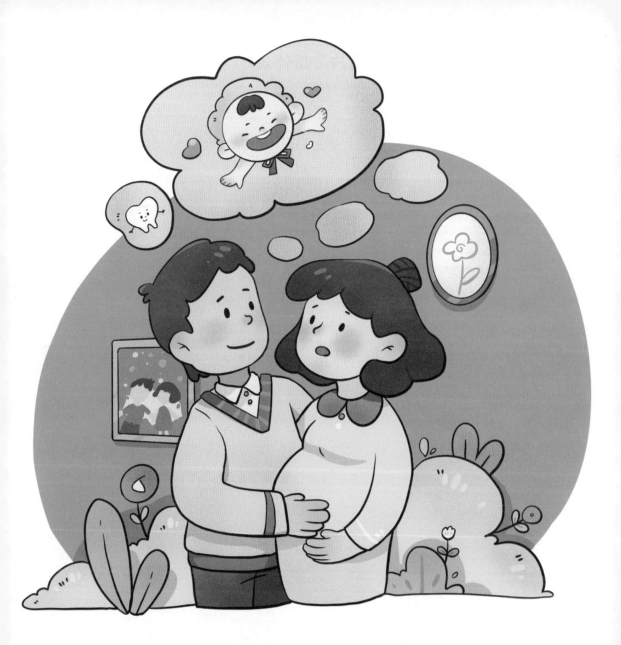

2 宝宝嘴里擦不掉的白色"雪片"是什么?

　　宝宝嘴里的这种白色"雪片",专业术语称为急性假膜型念珠菌性口炎,又称"鹅口疮"或"雪口病",常发生于2岁以内的宝宝,多由白色念珠菌感染引起,表现为口腔黏膜或舌头上出现白色斑片。

　　本病可能的原因包括:①分娩时,母亲产道内的霉菌感染;②奶瓶奶嘴消毒不彻底,或母乳喂养时母亲乳头不清洁;③宝宝接触了感染白色念珠菌的食物、衣物或玩具等;④宝宝因其他疾病的治疗需要使用抗生素或激素时间较长或使用不当,引起了口腔正常菌群失调。

　　如果发现宝宝嘴里出现这种白色的"雪片",应尽快到医院就诊,明确诊断,尽早治疗,并在医生的指导下护理。

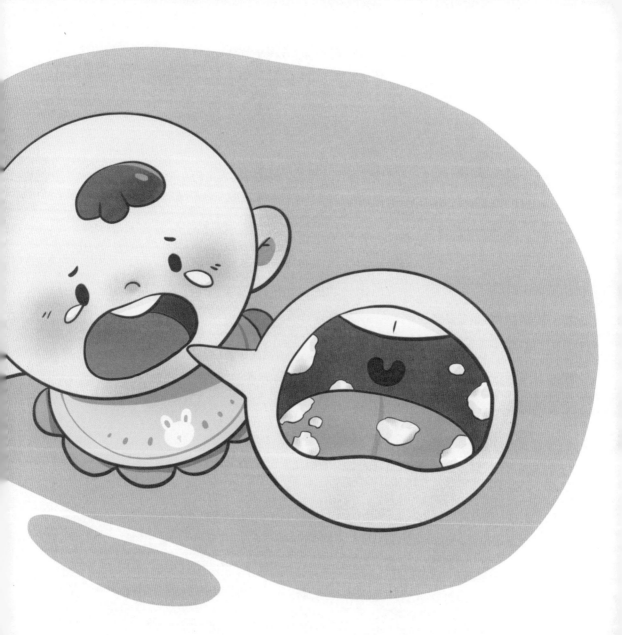

3 刚出生的宝宝嘴里长"马牙子"正常吗?

　　有些婴儿在出生后，口腔内长出一些与牙齿很像的白色或微黄的凸起，俗称"马牙子"（专业术语称为上皮珠），多见于 4~6 周龄的宝宝。

　　其实"马牙子"并不是真正的牙齿，而是乳牙牙胚发育过程中存留的牙板上皮剩余堆积并增生角化形成的角化物，出生后浮现在宝宝口腔内。这不是疾病，爸爸妈妈不用担心，宝宝一般也没有不适感，通常几个月后就会慢慢脱落，无需就医。家长千万不可用软布擦洗"马牙子"，甚至用针挑破，以免引起口腔感染。

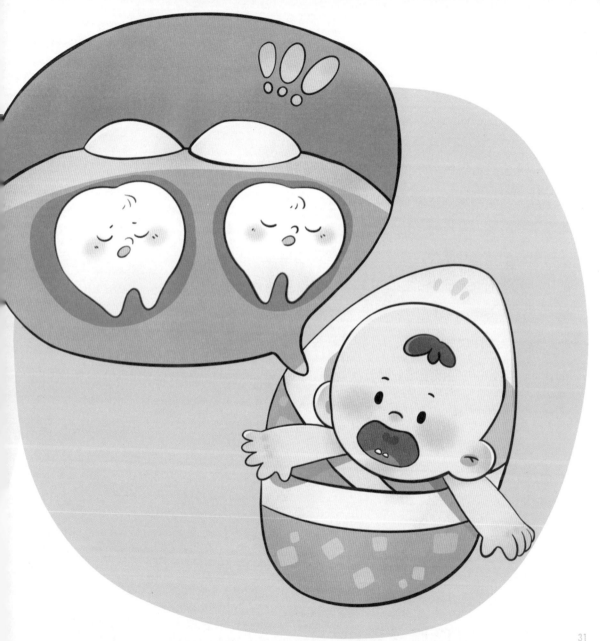

4 安抚奶嘴，您用对了吗?

吸吮是婴儿与生俱来的天性，婴儿期的宝宝使用安抚奶嘴可以产生安全感并安静下来。但是，宝宝不能长时间吸吮安抚奶嘴，家长也不应对安抚奶嘴产生依赖，而忽视了对孩子的哺育和陪伴。安抚奶嘴的过度使用，可能会造成口腔发育的诸多问题，如异常吐舌与异常吞咽等不良习惯，导致牙齿排列不齐、口呼吸、前牙无法自然咬合等问题。因此，安抚奶嘴不宜长期使用，在宝宝睡熟后应及时拿开，2 岁左右就应该慢慢戒除安抚奶嘴。

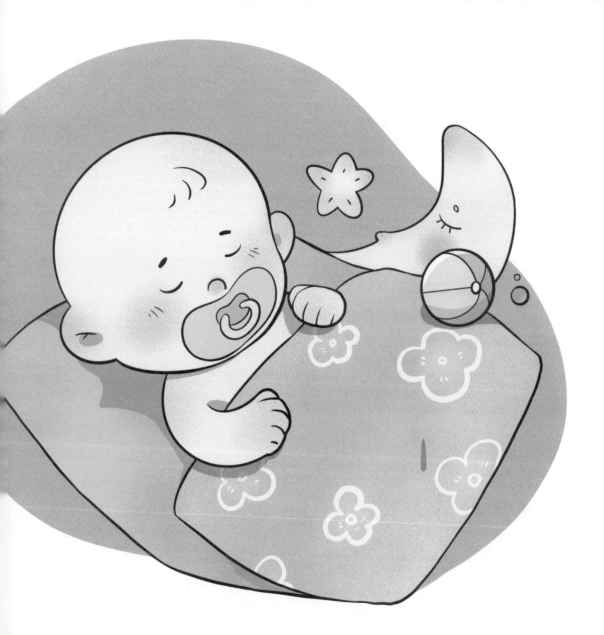

5 宝宝应该几岁开始看口腔医生？

　　宝宝出生后应该尽早看口腔医生，建议从宝宝长第一颗牙齿开始。医生可以教会家长如何清洁宝宝的口腔，及时发现异常情况，告知家长日常喂养和开始长牙时的注意事项等。

　　每 3~6 个月带宝宝看牙，应当成为家庭中的常态，"上医治未病"，定期口腔检查有助于早期发现并及时治疗出现的口腔问题，为宝宝的健康成长保驾护航。此外，还有助于宝宝建立对口腔疾病的正确认识，尽最大可能消除恐惧和抵触心理，对其一生与口腔医生的交流大有裨益。

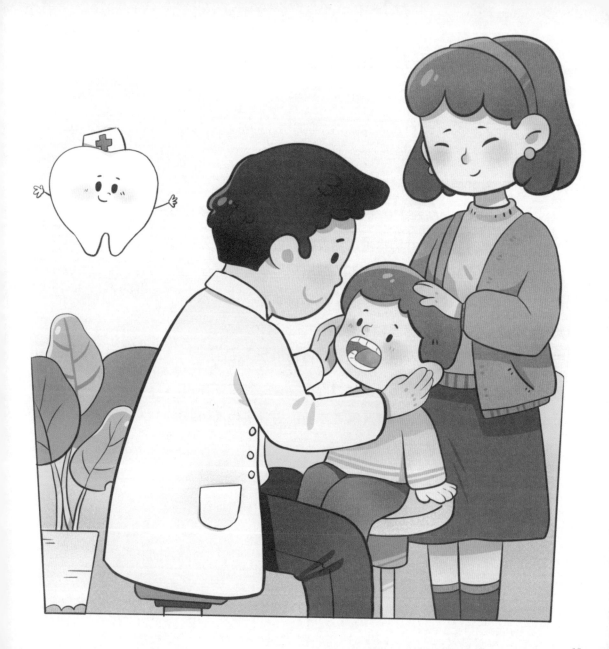

6 宝宝的牙齿几岁开始萌出才算正常？

通常，乳牙萌出的年龄为 6 个月左右，最先萌出的一般是下颌最中间的牙，称为"下颌乳中切牙"。当然，萌牙早的宝宝可能 4 个月就开始长牙，萌牙晚的可能 1 岁才开始长牙，家长不必过于担心。牙齿的萌出和生长具有个体差异，萌出晚与缺钙没有直接关联，更不意味着全身发育迟缓。因为宝宝出生后，虽然在口腔内暂时看不到牙齿，但是牙胚却已经实实在在地"埋在"牙槽骨里了，这时候补钙并不能加速牙齿的萌出。少数情况下，有的宝宝存在牙胚先天缺失的问题，这种情况需要专业的口腔医生通过拍摄 X 线片等检查才能确定。

7 萌牙期宝宝的牙齿可能出现哪些异常?

在宝宝长牙期间，可能会出现一些异常情况。

（1）牙齿萌出过早：又称牙齿早萌。乳牙在宝宝还不满 3 个月，甚至刚满月时就开始萌出，多见于最前面的下颌乳中切牙。有的早萌牙齿因发育尚未完成而没有牙根或牙根短，牙齿非常松动，常常需要拔除，以免牙齿自行脱落，宝宝误吸入气管。有的早萌牙齿不松动，但可能会将宝宝的舌系带磨破，需要改变喂养方式，或者请口腔医生调磨牙齿。

（2）牙齿萌出过迟：又称牙齿迟萌。宝宝超过 1 周岁甚至 1 岁半，仍然未见乳牙萌出。

（3）牙齿数目异常：乳牙的数量多于或少于 20 颗。

（4）牙齿形态异常：乳牙萌出后呈现融合牙、结合牙或双生牙等异常形态。

以上这些异常情况都应及时到医院进行检查。

8 怎么给未萌牙的宝宝做口腔清洁?

　　在宝宝的乳牙萌出之前，每次进食后可以服用少量温水，以达到清洁口腔的目的。临睡前，家长可将乳牙清洁指套或纱布缠在手指上，蘸温开水，对宝宝的口腔进行清洁。当宝宝有牙齿开始萌出之后，家长就应该每天帮宝宝刷牙。另外，需要提醒的是，应尽早引导宝宝戒除夜奶习惯，每天晚上清洁完口腔后，就不要再喂奶了。

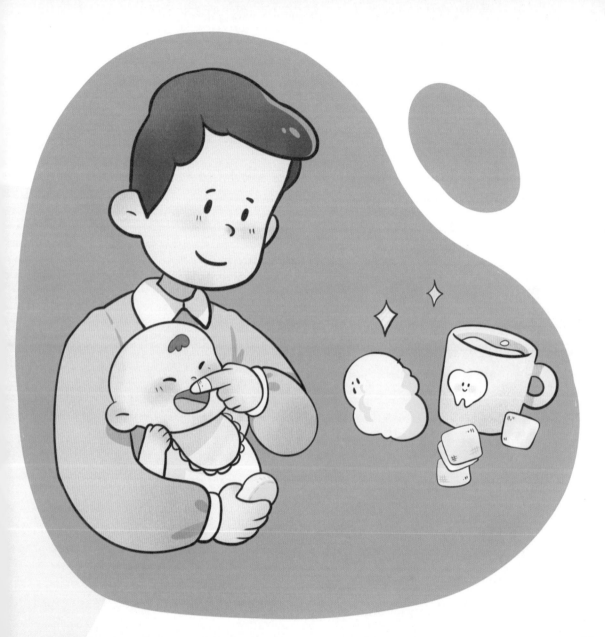

9 宝宝什么时候开始刷牙呢?

从第一颗乳牙萌出开始,家长就应该帮助宝宝刷牙了。可以让宝宝仰躺在一位家长腿上,轻柔地固定宝宝的双手,另一位家长用软毛牙刷为宝宝刷牙,宝宝不会吐水前可不使用牙膏。家长应帮助孩子刷牙,并建立每天至少刷牙 2 次的意识和习惯。到 6 岁左右,慢慢过渡到由孩子自己刷牙,但家长仍要对孩子每日的刷牙进行监督和检查,发现没有刷干净的地方要进行补刷,切不可松懈。

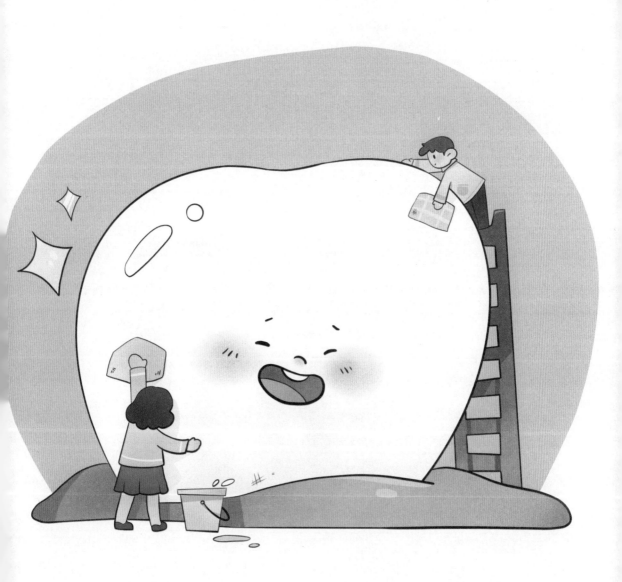

第三部分

0~6 岁乳牙期:

养成好习惯，乳牙零龋齿

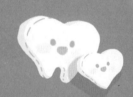

在小崔夫妇的孩子出生前后，一家人幸福地忙碌着，充实的日子过得飞快，一转眼孩子已经开始长牙了，随着乳牙一颗又一颗地萌出，小崔夫妇又有了一系列新的担心和疑问：人们常说的"蛀牙"从哪里来，会不会传染，怎么预防？需要注意哪些方面，应该养成哪些好习惯呢？

1 "蛀牙"是怎么引起的呢?

大人们常对孩子说："不可以多吃糖，否则会吸引虫子来吃残留在牙上的糖，并钻进牙齿里面，把牙齿蛀空"。其实，"蛀牙"的罪魁祸首是细菌，它们聚集成牙菌斑黏附在牙齿表面，利用食物里面的糖分产生酸性物质，逐渐使牙齿脱矿，时间长了就形成了"蛀牙"，专业术语称为龋病，患龋病的牙齿称为龋齿。虽然口腔里的细菌不能完全去除，但只要孩子养成良好的口腔卫生习惯，就能及时去除牙齿表面的菌斑，防止细菌持续地破坏牙面，从而预防"蛀牙"。

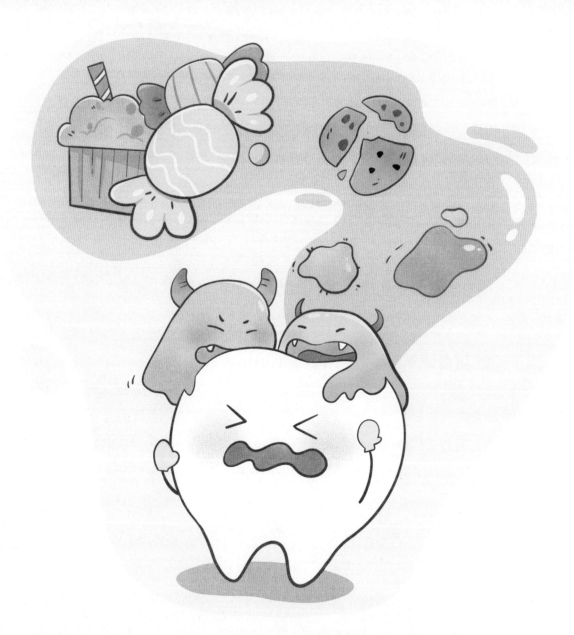

2 "蛀牙"会传染吗？

"蛀牙"不是传染病，是由细菌和饮食等多种因素造成的。但口腔致龋菌会进行传播，如果不注意口腔卫生又进食过多的甜食，口腔里的牙齿可能会接二连三地变成"蛀牙"。养成良好的刷牙习惯，及时有效地清洁牙齿，可以减少"蛀牙"的发生。

一旦发现"蛀牙"，应当及时找口腔医生治疗，同时进行全面的牙齿检查，预防其他可能发生的"蛀牙"。

3 孩子能吃甜食吗？

由于甜食能够为人体快速提供能量，更能使孩子感到愉快，所以几乎所有孩子都爱吃甜食，同时，甜食往往也是家长和老师奖励孩子的一种方式。需要提醒的是，如果吃完甜食不清洁口腔，就容易导致"蛀牙"，而吃太多甜食也可能引起肥胖等全身健康问题。所以，孩子可以吃甜食，但是一定要注意适量，并且要养成吃完甜食后尽快漱口和每天至少进行 2 次正确刷牙的好习惯。

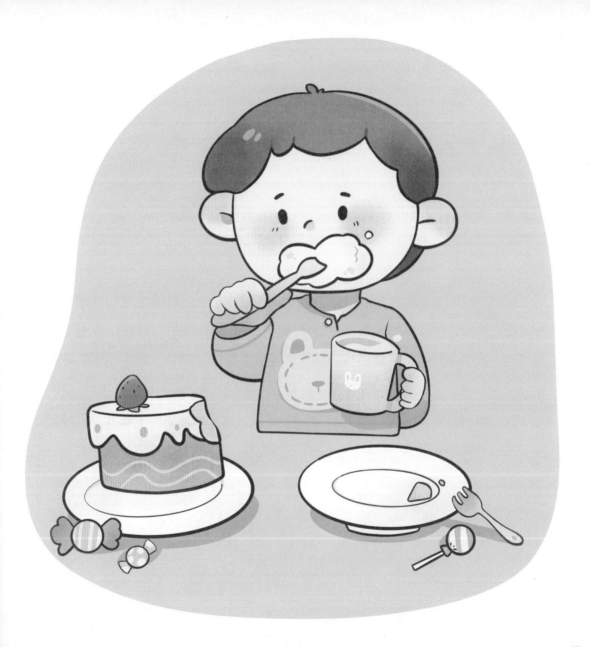

4 什么是"奶瓶龋"?

"奶瓶龋"（专业术语称为低龄儿童龋）是一种由人工喂养不当造成的严重"蛀牙"。如果孩子长时间使用奶瓶，甚至睡着了还叼着奶瓶，奶嘴长时间贴在牙面上，容易造成多颗牙齿快速龋坏。

那么，如何预防"奶瓶龋"呢？首先，应当戒除含着奶瓶睡觉的习惯，孩子1周岁后可以慢慢用杯子替代奶瓶喂养；其次，要增强幼儿体质，调整饮食结构，从6个月起逐渐添加辅食；再次，还要注意孩子的口腔卫生，每次奶瓶喂养后，应帮助孩子及时清洁牙齿及口腔；最后，一旦发现"蛀牙"，应当尽早找口腔医生，治疗"蛀牙"和预防其他牙齿龋坏，避免"奶瓶龋"的发生。

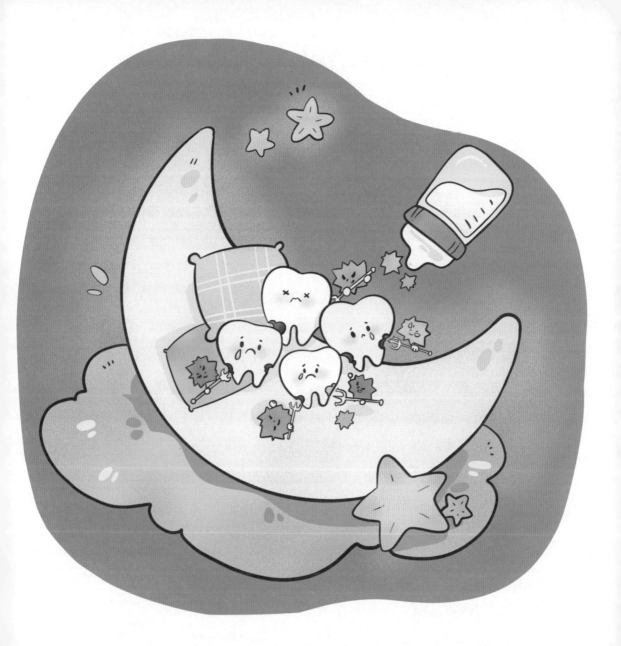

5　孩子还小，如何正确地清洁牙齿呢？

从孩子开始长牙，就需要清洁牙齿了。

对于 1 岁以内的孩子，家长可以将指套牙刷或沾温开水的纱布缠在自己手指上，擦洗孩子的牙面，也可以用消毒棉球擦拭，但一定要注意力度，既不能轻轻拂过，也不能用力过猛。家长可以一只手环抱孩子，另一只手进行清洁，或两位家长配合清洁。

对于 1 岁以上的孩子，家长可以让孩子模仿自己刷牙，培养他们的兴趣，养成好的口腔卫生意识和习惯。但是要注意，在这个阶段，孩子自己刷牙的效果是比较差的，所以在孩子刷完牙之后，家长还要帮孩子重新刷一遍，确保清洁干净。

年龄超过 3 岁的孩子基本上可以独立刷牙，刷完牙之后由家长检查，发现没有刷干净的地方，再进行补刷。除了早晚 2 次刷牙外，还应当在饭后或吃完甜食后及时漱口。

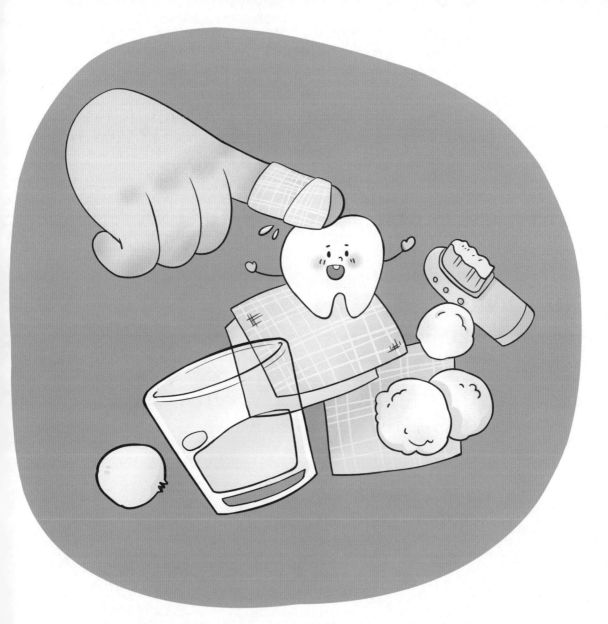

6 儿童口腔护理用品怎么选呢?

首先，给孩子选择合适的牙刷。可以选择刷毛中等或偏软，且刷头较小、适合孩子牙齿的牙刷。另外，牙刷柄不宜过长，应该方便孩子牢牢握持。电动牙刷也可以按照上述标准进行选择。

其次，牙膏可以选择含氟的儿童牙膏。其氟化物含量相对成人牙膏低，适合儿童使用。为了避免误吞，每次刷牙应当控制牙膏用量。

最后，牙线等辅助清洁工具的用法相对复杂，一般不推荐过小的孩子独立使用，但孩子们吃东西常常会塞牙，这时家长可以在刷牙后帮助孩子使用牙线，清洁牙缝中的食物残渣。

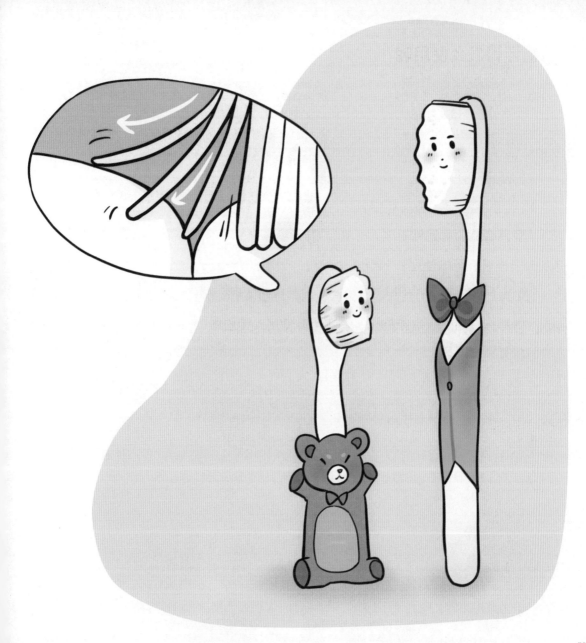

7 含氟牙膏怎么使用呢?

　　我们知道，使用含氟牙膏可以更好地预防"蛀牙"，因此，家长们没必要谈"氟"色变。

　　儿童牙膏的含氟量低于成人牙膏，可以给孩子使用。3岁以内的孩子，可以使用一薄层或"米粒"大小的含氟牙膏。3岁以上的孩子由于其吞咽功能基本完善，通常都能够吐出牙膏泡沫，因此3~6岁的孩子每次可以使用"豌豆粒"大小的含氟牙膏进行刷牙。

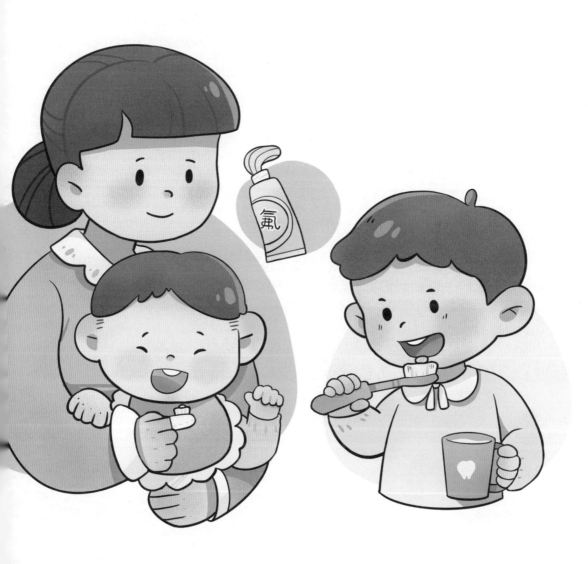

8 手动牙刷、电动牙刷哪个更适合孩子呢?

孩子刷牙的目的,一方面是清洁牙齿,另一方面是养成良好的刷牙习惯和学会刷牙方法。因此,如果孩子手动刷牙效果不好,甚至还没有养成刷牙的习惯,那就不建议使用电动牙刷。因为电动牙刷虽然会按照程序转动或振动,但是刷牙时刷毛放置的位置、角度,停留的时间等都有讲究,对于没有掌握手动刷牙技巧的孩子来说,电动牙刷操作难度更大。

因此,我们建议孩子先用手动牙刷学会正确的刷牙方法和养成良好的刷牙习惯后,再考虑使用电动牙刷。

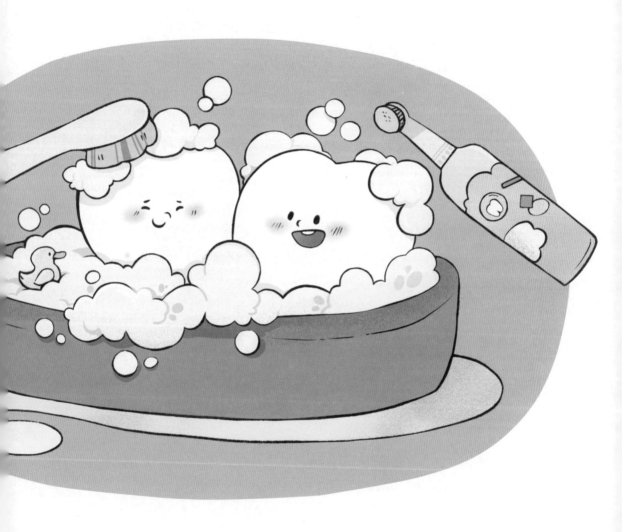

9 孩子天天都刷牙，为什么还有"蛀牙"呢？

刷牙不仅是一个简单的习惯，还是一门技术活。刷牙的方法、频率和每次刷牙的时间都有讲究，如果刷牙的方法不正确、每次刷牙的时间不够，不能把每颗牙齿都刷得"面面俱到"，也是不能预防"蛀牙"的。尤其对爱吃甜食和喜欢加餐的孩子来说，餐后漱口不足以彻底清洁牙齿，还需要根据情况增加刷牙次数。另外，有些孩子的牙齿窝沟比较深，或者唾液质量不佳，往往无法发挥有效的自我清洁作用，这些都使他们更容易"蛀牙"。

可见仅仅天天刷牙是不够的，孩子必须掌握正确的刷牙方法，养成良好的刷牙习惯，做到有效刷牙。

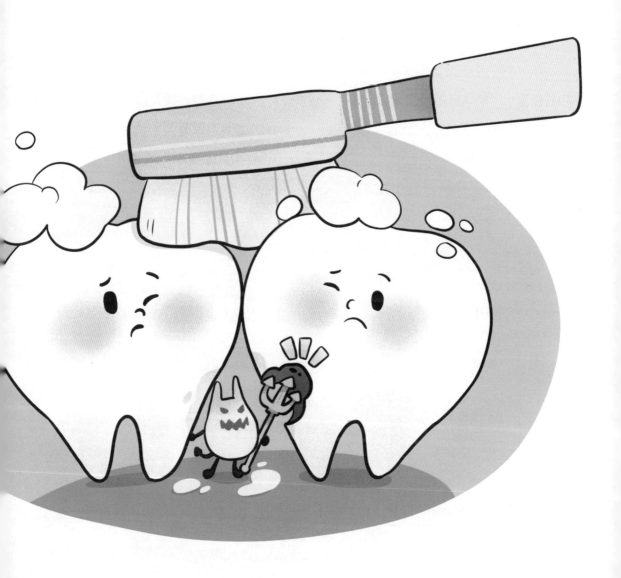

10 什么情况下孩子需要看口腔医生？

孩子处于生长发育的关键时期，口腔健康极为重要。发现以下情况时，需要看口腔医生：①持续牙疼；②牙齿变黑，牙龈发炎甚至起脓包；③刷牙出血；④明显的"地包天"（专业术语称为反𬌗）或"龅牙"（专业术语称为深覆盖）；⑤新牙长不出来；⑥乳牙不替换，甚至出现"双排牙"（专业术语称为乳牙滞留）；⑦吐舌头、咬嘴唇、咬硬物、吮手指等不良口腔习惯；⑧打呼噜，扁桃体或腺样体肥大，怀疑有口呼吸习惯；⑨牙齿外伤；⑩口腔黏膜上出现白色斑点、红肿、反复溃疡等症状。

11 给孩子牙齿进行涂氟保护时，需要注意哪些问题呢？

涂氟，指将一种氟化物涂在孩子牙齿的表面，以增强牙齿抵抗"蛀牙"的能力，促进已经脱矿的牙齿表面发生再矿化，从而起到预防"蛀牙"的作用。3 岁以上的孩子建议常规涂氟，每半年左右 1 次；3 岁以下的孩子可以由口腔医生评估孩子的患龋风险后，判断是否需要涂氟。整个涂氟过程没有疼痛，配合的孩子只需要几分钟就能完成，更不用担心会引起氟中毒。

需要家长注意的是，涂氟之前尽量不要吃东西，涂氟后 2 小时内不要进食、喝水，24 小时内不要刷牙、漱口。

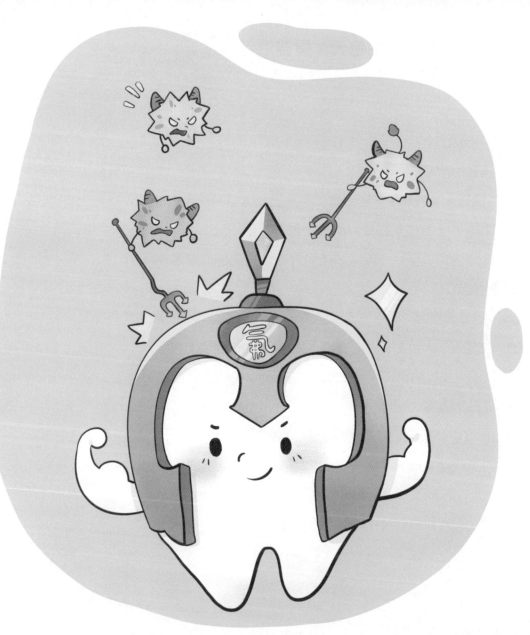

12 乳牙出现"地包天"需要治疗吗？

需要治疗。

"地包天"的专业术语称为反𬌗。正常情况下，牙齿咬合时为上颌牙盖住下颌牙，而"地包天"则相反，下颌牙盖在上颌牙的外侧，一般是由遗传因素或后天的口腔不良习惯引起的。

"地包天"会影响孩子面部的美观、健康和功能，严重的"地包天"可能影响孩子的生长发育和全身健康，甚至导致心理问题，所以应该早发现、早阻断、早治疗。随着孩子的生长发育，"地包天"可能会复发，因此矫治有可能不止一次。一般来说，第一段适合矫治的年龄是 4 岁到 5 岁半，即换牙之前的乳牙期。3 岁以内的孩子可能无法配合"地包天"的治疗，可以先排除口腔不良习惯，尽可能阻断其发展，等待后续的治疗时机。

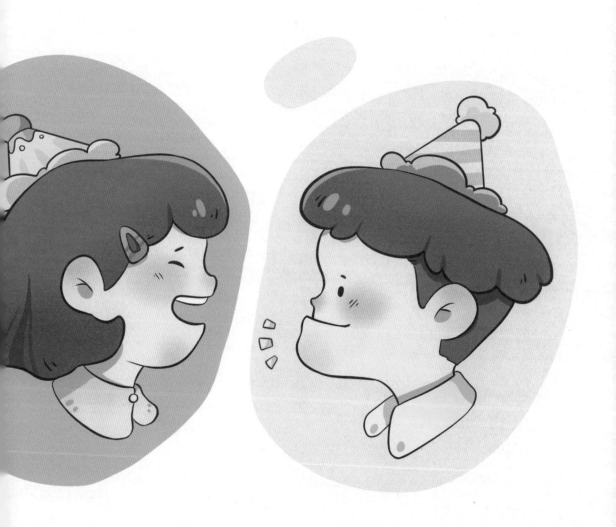

第四部分

6~12 岁替牙期：
需要更多的关爱

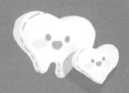

1 扁桃体一直发炎，需要切除吗？

扁桃体是人体的免疫器官，有外来细菌或病毒入侵时，它们就像前哨的卫兵一样保护身体的健康。

然而，有的孩子一旦感冒发热，扁桃体就红肿得厉害，疼痛难忍，家长为此忧心忡忡。此时，家长应该带孩子去耳鼻喉科就医，检查是否有病理性肥大。因为扁桃体长期肥大，可能会让孩子形成口呼吸的不良习惯，从而影响口腔功能和面部美观。

通常，孩子 6~7 岁时，扁桃体可呈生理性肥大，青春期后逐渐缩小。但有一部分孩子的扁桃体并没有自然萎缩，甚至仍存在频繁发炎、肿大的现象，这种情况应尽快就医。如果医生经过检查，诊断扁桃体有 Ⅱ 度以上肥大，就可以根据医生的建议，考虑切除扁桃体。

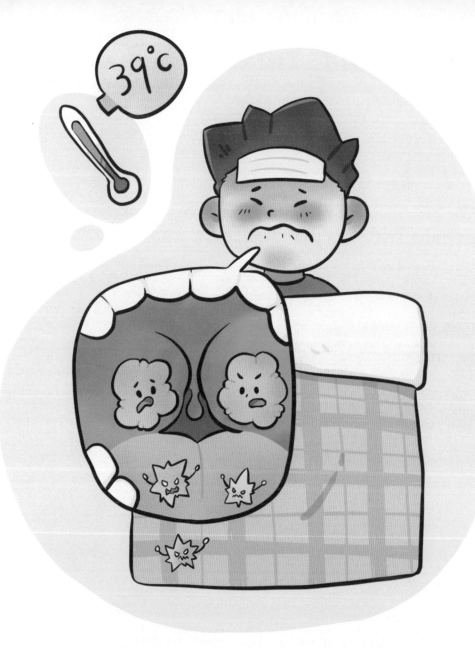

2 不吃糖就不会长"蛀牙"了吗？

不吃糖也可能长"蛀牙"。

糖果、巧克力可能会破坏我们的牙齿，碳酸饮料、零食蜜饯同样可能让我们的牙齿遭殃。由于孩子新长出来的牙齿还没有发育成熟，因此特别脆弱，比成年人的牙齿更容易受到破坏。碳水化合物等食物残渣长时间存留在牙齿的沟沟缝缝里，也会对牙齿造成破坏。

因此，孩子即使不吃糖也还是可能长"蛀牙"的。家长们不能掉以轻心，让孩子养成良好的口腔卫生习惯，每天认真刷牙，牙齿清洁到位才是有效防范"蛀牙"的方法哦！

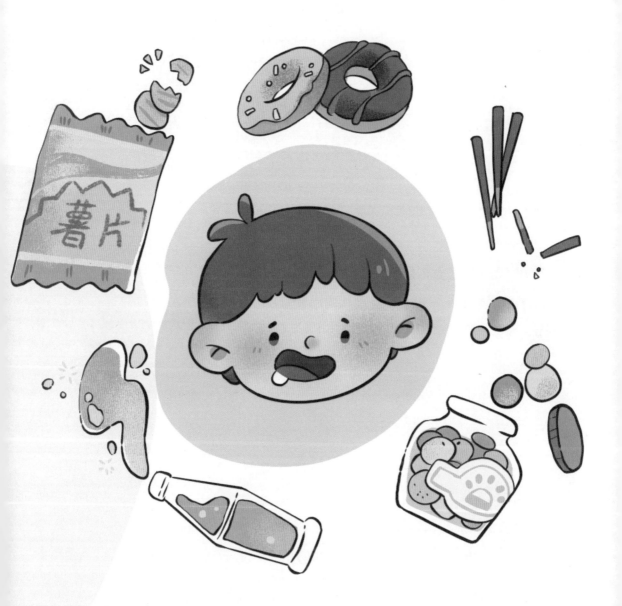

3 "多生牙"是什么呢?

　　"多生牙"又称"额外牙",是指超出正常牙齿数目之外的牙。人类的乳牙共有 20 颗,恒牙共有 28~32 颗。除此之外长出来的牙齿或埋伏在牙槽骨里的牙胚,都属于额外牙。

　　额外牙最常发生在恒牙期,最多见于上颌中切牙之间。额外牙常常会影响正常恒牙的发育和萌出,引起牙齿排列不整齐。

　　因此,提倡家长朋友们定期带孩子看口腔医生,检查牙齿,尽早发现牙齿的问题,并及时进行治疗。

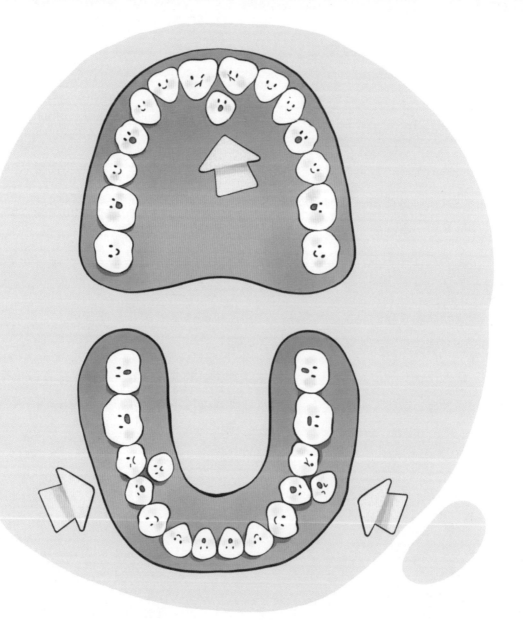

4 孩子换牙慢是病吗？

一般情况下，宝宝6个月时乳牙开始萌出，2岁半左右乳牙全部萌出，6岁左右乳牙开始陆续脱落，到12岁左右恒牙全部替换完成。换牙时间往往存在着很大的个体差异，有的孩子9岁恒牙就换好了，有的到14岁才换好。

家长对此不用过于担心，因为换牙是个十分复杂的过程，也不一定与缺乏钙、维生素等有关，一般无需治疗。总的来说，女孩比男孩换牙时间早；营养良好、身材较高和体重较重的儿童比营养差、身材矮小和体重低的儿童换牙早；生长在温热地区的儿童比生长在寒冷地区的儿童换牙早。

建议家长一般每半年带孩子定期检查牙齿。如果孩子乳牙脱落后1年以上恒牙还没有长出，或者乳牙脱落过早，家长就需要带孩子及时就医，进行相关检查。

5 孩子换牙期间出现什么情况需要看口腔医生呢?

（1）"双排牙"：专业术语称为乳牙滞留，即恒牙已经萌出而乳牙还未脱落，形成"双排牙"的现象。这种情况下应及时就诊，尽早拔除未脱落的乳牙。

（2）牙龈脓包：有的时候"蛀牙"没有及时治疗，感染会迁延到牙髓甚至牙根周围，出现炎症无法排出，引起牙龈鼓脓包的症状，需要及时就医。

（3）牙齿外伤：儿童天性活泼好动，牙齿受到意外伤害的可能性较大。一旦发生牙齿外伤，应及时就医，将牙齿的损害尽可能降到最低。

（4）牙齿排列不齐：牙齿在萌出的过程中出现拥挤、参差不齐的情况较为常见。当孩子产生严重的牙齿排列不齐或颌骨发育异常时，需要及时就医，采取必要的干预措施。

（5）张口呼吸，睡觉打鼾：虽然这些看似与牙齿无关，但若不及时干预，就会对牙齿及面部的发育造成不可逆的危害，因此应当及时就医，早期干预。

需要重点提醒家长朋友的是，应当定期（每半年左右）带孩子到医院进行口腔检查，及早发现异常情况，还可以根据需要，通过涂氟和/或窝沟封闭预防"蛀牙"，做好口腔健康维护。

6 门牙缝隙大需要看口腔医生吗？

新长出来的门牙中间有个大缝，影响美观，这可怎么办呢？

家长和小朋友们先不要着急，新长出的门牙有少许缝隙是自然现象，通常情况下，等门牙旁边的牙齿替换完毕，牙齿会自动调整位置，缝隙可能会关闭。但需要注意的是，如果新长出的门牙间缝隙过大（超过 3mm），建议去医院检查一下两颗门牙之间是否有多生的牙齿，如果有额外牙，需要择期拔除。

如果孩子的牙齿替换完成之后，门牙缝隙仍然存在，这时候就需要去医院进行口腔检查和治疗。

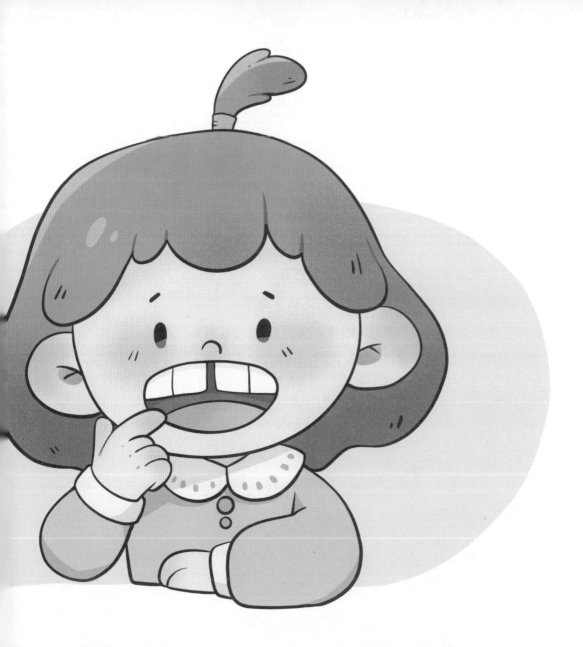

7 乳牙松了怎么办?

　　首先，作为家长，发现孩子的乳牙松动了，不要过于紧张，要清楚这是正常的换牙过程，同时也应该安抚孩子不用害怕，说明宝宝长大了。只要不影响孩子的正常饮食和口腔卫生，也没有恒牙萌出，可以暂时先观察，不用着急，等到摇晃感越来越明显时，自然会"瓜熟蒂落"。

　　如果松动的乳牙造成牙龈出血，影响孩子进食，或者孩子因疼痛或害怕不敢刷牙而影响口腔卫生时，就应尽早带孩子到医院拔除松动的乳牙。

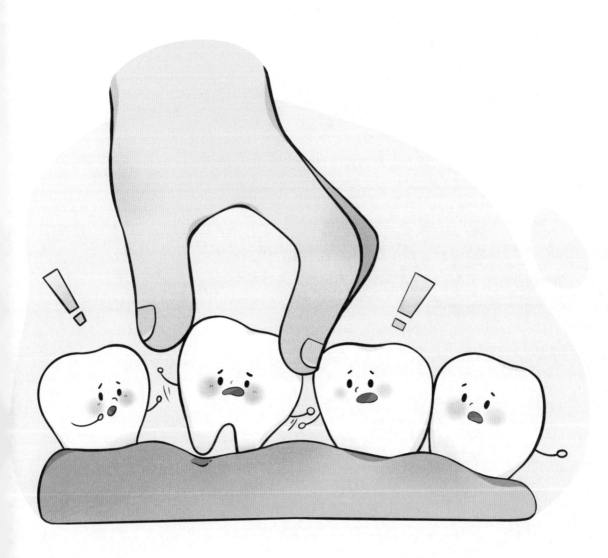

8 什么是窝沟封闭？

窝沟封闭是预防磨牙窝沟龋坏的有效方法。

新长出来的磨牙，牙面上的窝沟很深，细而深的窝沟不容易清洁干净，长时间积存食物残渣，容易产生"蛀牙"。

窝沟封闭是指在不磨除牙体组织的前提下，仅将牙齿表面的沟沟缝缝清洁干净，再将特殊材料涂布到沟缝内，将窝沟填平的防龋方法。完成窝沟封闭的牙面不易存积食物残渣，有利于牙齿的清洁。

因此，家长们如果发现孩子口腔的后部长出了磨牙，而且牙齿已经完完整整地露出来了，就应该及时带孩子去口腔医生那里进行窝沟封闭，保护这些新长出的，并将伴随孩子一生的磨牙。

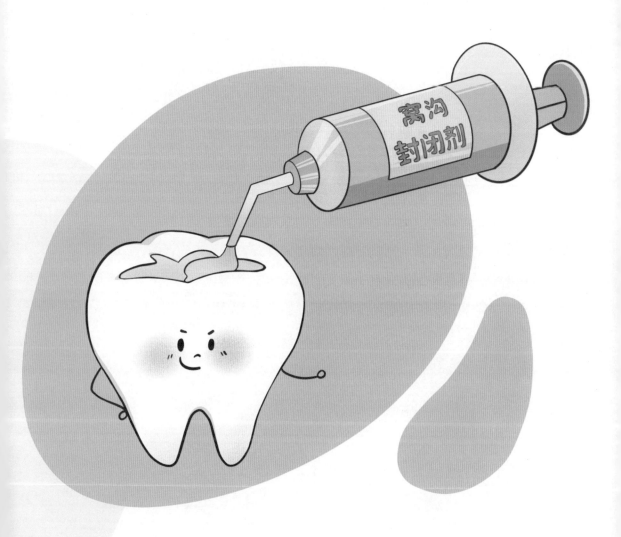

9 吮指习惯有什么危害呢?

　　吮指活动是婴幼儿早期学会的神经反射行为之一。婴儿 3~4 个月时常常会出现吮指习惯，一般情况下，2 岁或 3 岁前有吮指习惯可视为正常的生理行为，这种习惯通常会在 4~6 岁之后逐渐减少，进而自行消失。如果吮指习惯继续存在，且频率有增无减，则会导致牙齿排列不齐、上下颌牙咬合异常，甚至面型也会发生改变，就是医生常说的错殆畸形，会影响孩子的咀嚼功能和样貌。如果吮指习惯持续时间短，或只是偶尔行为，一般不会对孩子造成不良影响，家长不用过度担心。

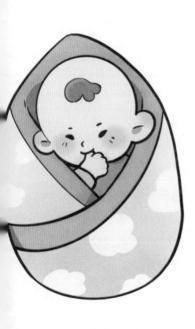

正常现象

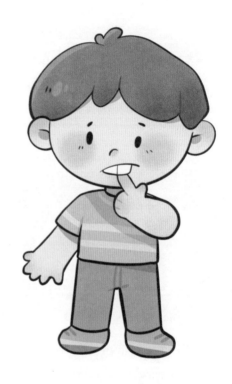

不良习惯

10 舌习惯是"可爱"还是"可怕"？

　　舌习惯，包括舔牙、伸舌或吐舌等口腔不良习惯，对牙齿和面部的发育均会造成不利影响。例如，宝宝存在吐舌习惯时，经常将舌尖放置在上下颌前牙之间，使上下颌牙齿无法接触，如果这个习惯持续存在，就容易引起上下颌前牙向外突出、上下颌牙齿无法咬合等问题，既影响孩子的样貌又影响口腔的功能。

11 牙龈鼓脓包了，家长该怎么办呢？

　　牙龈上鼓起一个小包，按着软软的，有时候还会发现有脓液流出来。这时候，孩子往往没什么痛感，但是离小脓包不远处的 1 颗或几颗牙齿可能已经早早地出现了问题。通常是因为"蛀牙"没有及时治疗，造成牙髓及牙根周围发生炎症，炎症物质从牙根部外侧的牙龈排出来，就形成了牙龈鼓脓包的现象。

　　这时候，家长不用过于紧张，但是要足够重视，因为恒牙的牙胚通常就在乳牙牙根的下方，乳牙牙根周围的炎症可能会影响恒牙牙胚的健康。因此，发现牙龈鼓脓包的情况，家长应该尽快带孩子去看口腔医生，找出病变的牙齿，尽早治疗。

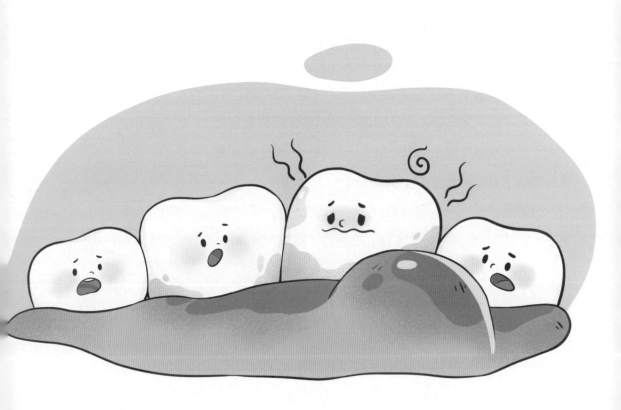

12 最后面的"大牙"是乳牙还是恒牙？

　　孩子六七岁的时候，牙龈最后面会悄悄长出一颗大大的牙齿，由于没有看到任何乳牙脱落，所以许多家长会误认为是孩子又长了一颗乳牙；又因为其长在牙龈的最后面，还有一些家长甚至都没有发现它，直到有一天孩子喊牙疼，家长带孩子看口腔医生才注意到这颗牙齿。

　　这颗牙齿是恒牙，通常在 6 岁左右萌出，又称"六龄齿"，上、下、左、右一共 4 颗。六龄齿牙冠大，光泽度比乳牙好，但色泽略偏黄。"六龄齿"发挥着最重要的咀嚼功能，还对其他恒牙的萌出具有引导作用，坐镇在宝宝的口腔里，维护着整个口腔中牙齿排列关系的协调。

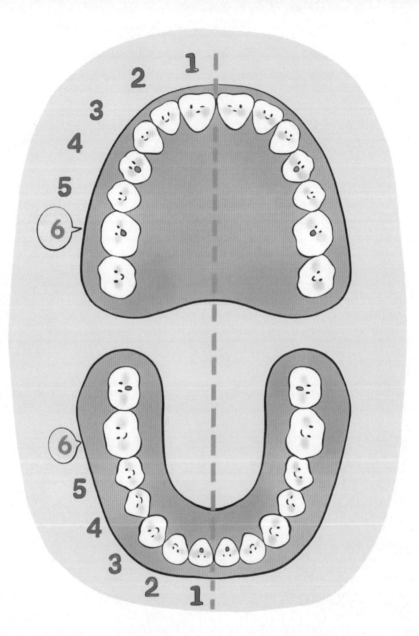

第五部分

12 岁后恒牙期:

矫治牙齿正当时

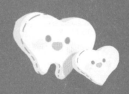

1 "六龄齿"为什么最容易坏?

　　"六龄齿"是孩子在 6 岁左右时长出的恒牙,萌出时位于最后一颗乳牙的后面,上、下、左、右各一颗,伴随终身。由于它的沟缝多,且又细又深,比牙刷的刷毛都细小,因此容易藏匿食物残渣,滋生细菌,时间长了,细菌就会作怪,导致"蛀牙"。

　　除此之外,六七岁的孩子大多还没有建立良好的口腔卫生习惯,刷牙方法不正确,最后面的牙齿常常在刷牙时被遗漏。久而久之,作为孩子口腔内萌出最早、存留时间最长的恒牙——"六龄齿",则最容易出现龋坏。

　　因此,家长在孩子六七岁时要清洁保护好上、下、左、右这四颗恒牙,待它们完全长出时,就要及时找口腔医生进行"窝沟封闭",把"六龄齿"咬合面细小的沟缝封堵起来,防止食物残渣存留或细菌钻进去。保护好孩子的"六龄齿"将受用终身。

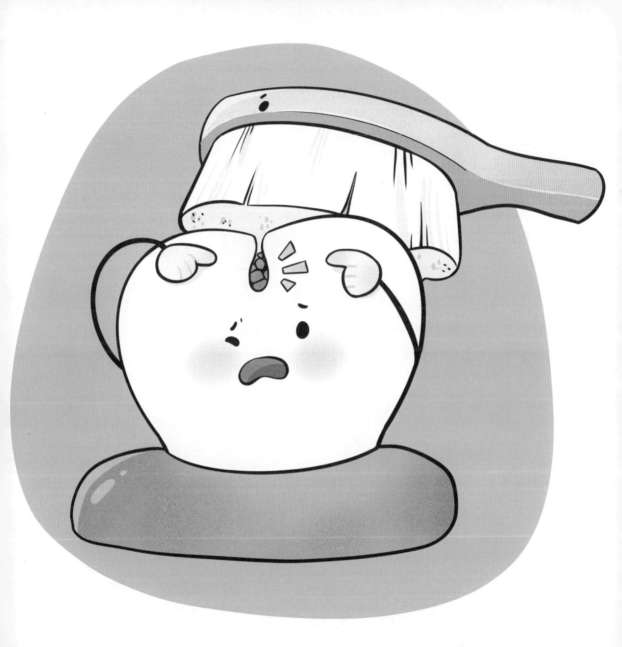

2 冲牙器可以替代牙刷吗？

不可以。

冲牙器又叫"水牙线"，是一种利用高压水柱冲洗牙面或牙缝里的食物残渣或软垢的电动设备，可以帮助清洁牙刷刷不到的牙齿缝隙，是对刷牙的有益补充，但是冲牙器不能替代牙刷，有效刷牙是做好口腔清洁的第一步。

另外，无论科技如何进步，技术如何革新，让孩子养成自己刷牙的正确方法和良好的口腔卫生习惯都是最为重要的。

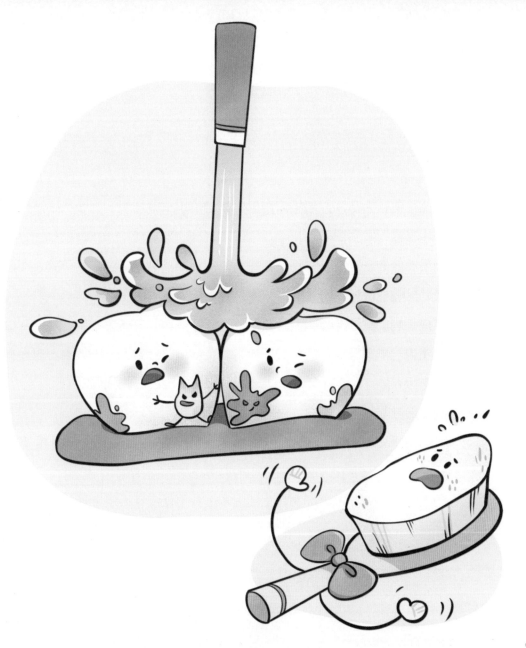

3 孩子会得龈炎吗?

会。

儿童的牙龈上皮较为薄弱，如果口腔卫生清洁不足，就容易因为食物残渣刺激或细菌侵袭产生炎症，发生龈炎。

预防龈炎最有效的方法就是去除牙菌斑，保持牙面的清洁。这有赖于家长和孩子的共同配合，以建立良好的口腔卫生习惯。

首先，养成正确的刷牙习惯和刷牙方法，每天至少早晚刷牙各一次，每次不少于3分钟。儿童自己刷完牙后，家长最好能够再帮助孩子检查刷牙的效果，对没有刷干净的地方进行补刷，也可以使用牙线清除牙齿相邻面的食物残屑。

其次，纠正口呼吸等不良习惯。

最后，如果发现孩子的牙龈出现红肿现象，应尽快去医院进行口腔检查和治疗。

要点提示：洗牙（专业术语称为龈上洁治术）并不是成年人的专属治疗，儿童如果有必要也应该定期洗牙。

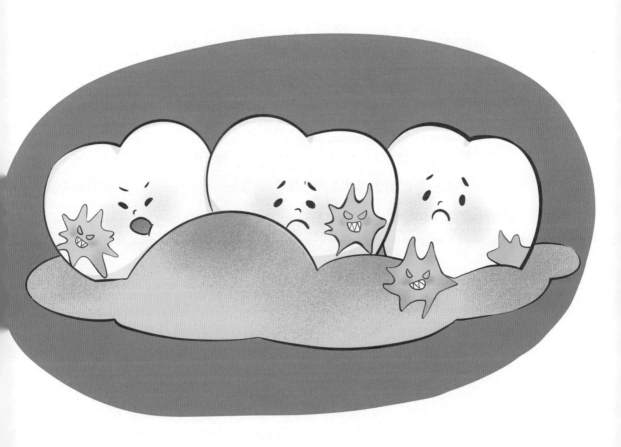

4 哪些不良习惯会影响孩子的样貌？

（1）口呼吸：有的孩子除运动大喘气以外，平时也爱用嘴巴呼吸，白天张着嘴发呆，夜晚张着嘴入睡。时间长了，下颌越来越后缩，嘴唇越来越外翻，侧貌也越来越突出。

（2）吮指习惯：如果孩子在 3 岁之后，还有长时间吮指的习惯，可能会引起上下颌前牙闭合不起来，不仅影响基本生活（如说话发音、切咬食物），还会造成嘴唇短厚、外翻，进而影响样貌。

（3）吐舌习惯：在换牙期间，有的孩子常常去舔松动的乳牙或是刚刚萌出的恒牙，慢慢养成了吐舌的不良习惯。久而久之，会引起上下颌前牙向外突出、上下颌牙无法咬合的不良后果。

（4）偏侧咀嚼习惯：有的孩子因为一边的牙齿有"蛀牙"或疼痛，不敢咀嚼食物，渐渐养成了只用另一边吃饭的习惯。时间久了，两边脸的大小会变得不一样，出现明显的不对称。"大小脸"和"歪嘴"都会影响样貌。

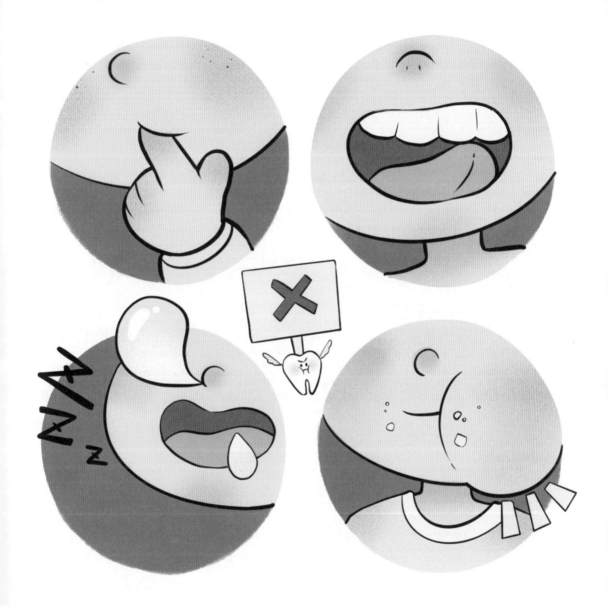

5 什么是标准样貌？

从正面看，面部以鼻梁为中线，左右两边基本对称。从上到下，面部可以分为三部分：额头为上三分之一，鼻梁为中三分之一，人中到下巴为下三分之一，这三部分的高度应该是基本一样的。这样，从正面看，脸型的对称性就基本标准了。

再从侧面看，即我们通常所说的"侧貌"，也是标准样貌的重要部分。介绍一种快速初步自我检测的方法：将示指指尖贴近鼻尖，示指根部贴近下巴尖，如果上下唇轻轻碰到手指，或仅微微离开一点，则表明是标准的"侧貌"。

当然，每个人都拥有个性美，每个孩子都是爸爸妈妈心里最美的宝宝，以上观点仅供参考。

6 牙齿不整齐需要矫治吗？

牙齿不整齐会使食物残渣藏匿在不齐的缝隙中，很难清洁，容易造成"蛀牙"或龈炎。不整齐的牙齿还会影响孩子的面容，使孩子缺乏信心，甚至容易自卑，从而影响孩子的心理健康。因此牙齿不整齐在经过医生检查诊断后，是需要进行矫治的。

然而，并非看到新长出来的牙齿不整齐就需要立即进行矫治，有时，孩子换牙过程中出现轻微的牙齿不齐属于正常情况，可以自行调整。因此，建议父母每半年左右带孩子做口腔检查，以免错过最佳的矫治时机。如果牙齿全部换好之后，仍有明显的不整齐，则建议尽快就诊，医生会根据您孩子的具体情况制订个性化的矫治方案。

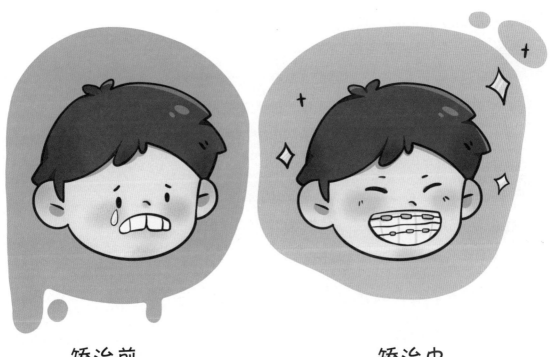

矫治前　　　　　　　　　　　矫治中

7 牙齿的中间为什么多长了一个尖?

　　这是牙齿发育过程中出现的一种形态异常,通常发生在换牙后期(9~11 岁),多见于前磨牙。前磨牙多是具有两个牙尖的恒牙,如果在两个牙尖的中间,又多长出一个凸出的小尖,医生就把它称为"畸形中央尖"。

　　如果这个小牙尖比较矮小圆钝,就不会给孩子带来明显的感觉;如果小牙尖比较高耸尖锐,甚至因为不小心咬到硬物折断,里面的牙髓神经就会暴露出来,进而引起孩子的牙齿疼痛或牙龈肿胀。

　　因此,定期进行口腔检查十分必要。口腔医生能够在定期检查中帮助孩子及时发现牙齿发育过程中的异常情况,进行必要的预防或治疗,以免给孩子的牙齿健康造成不良影响。

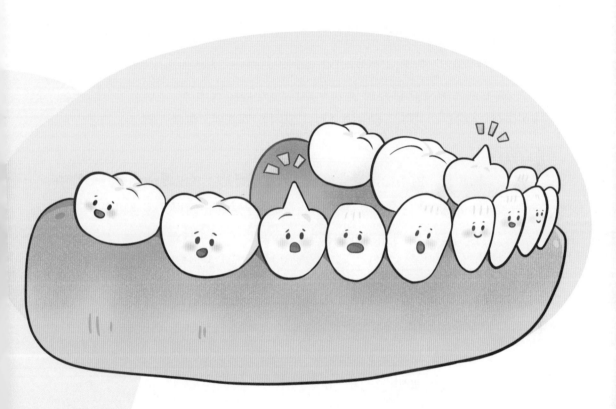

8 孩子牙齿受伤脱落，家长应该怎么做呢?

儿童活泼好动，刚刚长出来的恒牙又不够牢固，一旦不小心发生外伤，严重时就可能导致整颗牙齿完全脱出。遇到这种情况，家长、老师和小朋友们都要牢记牙齿受伤完全脱落后的处理要诀，有备无患。

首先，用手指轻轻捏住脱落牙齿的牙冠（也就是原本露在口腔中牙龈外面的部分），尽量不要触碰牙根；然后，如果牙齿上的脏东西比较多，可以用流动水或生理盐水冲洗，千万不能用手抠或用纸巾擦，更不能用牙刷刷洗；冲洗干净之后，可以将牙齿放在盛有冷牛奶、生理盐水或清水的杯子里，如果没有这些条件，也可以将脱落的牙齿放入自己的口中，轻轻含在舌下，千万不能包在纸巾等干燥的环境里；最后，也是最重要的，就是要尽快到医院请口腔医生进行治疗。

家长们请切记，牙齿脱落后的半小时至关重要，也称为"黄金半小时"。如果处理及时得当，脱出的牙齿还有可能放回牙床内重新长牢；如果耽误了时间或者处理不当，则可能造成牙齿的永久缺失。

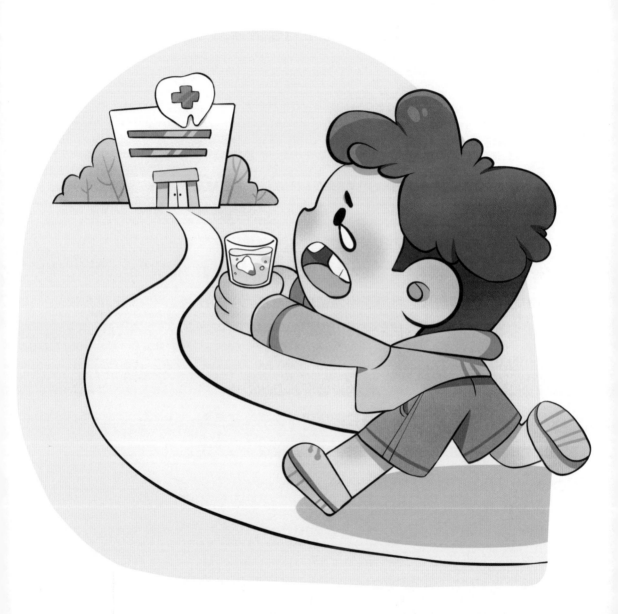

9 孩子睡觉时发出"磨牙声"是否有害健康？

　　父母先不要过于紧张，对于这种情况，首先要排除孩子是否存在全身健康的问题，例如营养指标是否都达标、肚子里有没有蛔虫等。然后再看牙齿，有时候可能会因为牙齿咬在一起时相互干扰而造成"夜磨牙"（专业术语称为磨牙症）的发生，这时需要由口腔医生做出正确的判断和合理的治疗。还有些孩子可能是因为精神压力过大，导致夜间出现磨牙现象，因此孩子成长过程中的心理健康也需要家长的关注。

　　父母需要注意的是，长时间的夜磨牙不及时处理，将引起牙齿的过度磨损，严重者导致牙齿敏感酸痛，甚至影响位于孩子耳前的颞下颌关节的健康。因此，家长应该经常关注孩子的睡眠情况，及时发现问题，尽早处理。

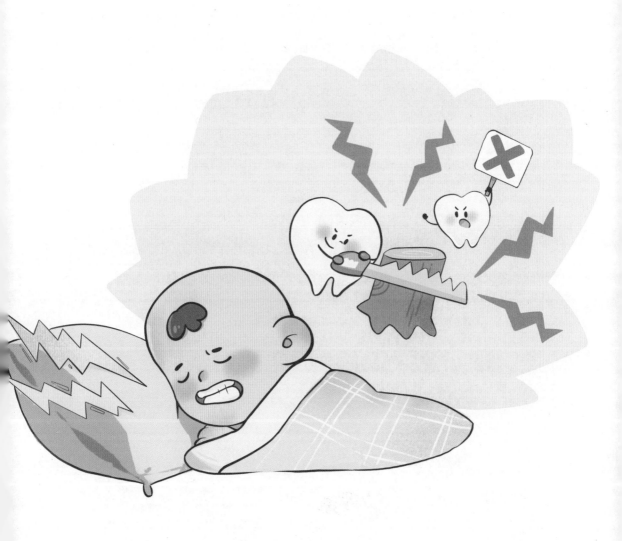

第六部分

健康专题一：

张口呼吸非小事，早期关注很重要

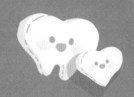

小寒今年 7 岁了，妈妈最近老觉得她新换出来的 2 颗门牙又大又突出，跟几年前相比脸也变长了，嘴巴好像也越来越凸了。妈妈带小寒到医院一检查才知道，小寒需要做手术切除腺样体、扁桃体，然后再纠正脸型。这可吓坏了小寒妈妈，手术做还是不做，真是个艰难的选择。

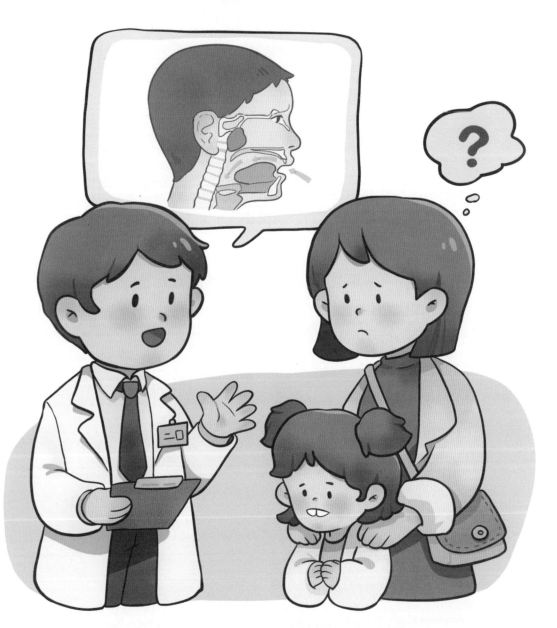

1 什么是口呼吸?

口呼吸分为"生理性口呼吸"和"病理性口呼吸"两种，家长们担心的口呼吸通常是指"病理性口呼吸"，主要是某些疾病（例如过敏性鼻炎等）引起孩子鼻腔部分堵塞或完全堵塞，影响了鼻气道的通畅，孩子只能通过张口呼吸来满足通气的功能。一般来说，孩子在整晚的睡眠过程中，用嘴巴进行呼吸的时间占比超过 4%，就认为是病理性口呼吸，长期的病理性口呼吸可能对孩子的面型造成影响，导致"口呼吸面容"。

在日常生活中，剧烈运动、紧张焦虑等情况下，偶尔出现的口呼吸，则属于"生理性口呼吸"，不会对健康和面容造成影响。

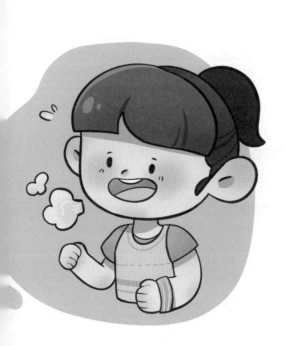

生理性口呼吸

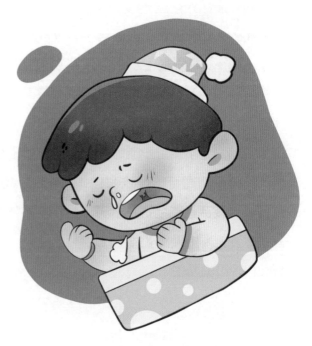

病理性口呼吸

2 哪些原因会导致孩子口呼吸？

　　孩子张口呼吸常见的原因主要是鼻炎、腺样体肥大和扁桃体肥大。鼻炎的主要症状有鼻塞、流鼻涕、打喷嚏等，比较容易发现，但是腺样体、扁桃体肥大容易忽视。腺样体和扁桃体的位置比较隐蔽，家长不容易发现。腺样体位于鼻后部，扁桃体位于咽喉处，两者都属于淋巴组织，空气、环境等问题可能导致腺样体和／或扁桃体慢性增生，感冒、过度劳累或抵抗力低下，也可能导致腺样体和／或扁桃体发炎，如果反复发炎也可能增生肿大，堵塞上气道，导致口呼吸的发生。

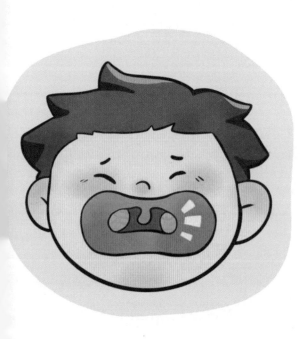

扁桃体肥大

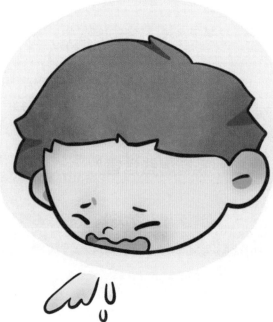

鼻炎症状

3 什么是习惯性口呼吸？

习惯性口呼吸是指当鼻子已经恢复通畅时，仍然维持着张口呼吸的习惯。习惯性口呼吸常见的原因是，孩子之前因气道不通畅而张口呼吸，后来阻塞气道的因素虽然已经去除，但是长期的张口呼吸使口腔、面部肌肉和颌骨发生了适应性的变化，孩子已经养成了张口呼吸的习惯。

4 口呼吸有哪些危害？

长期的病理性口呼吸，不仅会影响孩子的样貌，容易引起"蛀牙"和龈炎，还可能影响孩子的生长发育和心理健康，因此，应当尽早发现、及早治疗，以免错过最佳的治疗时机。相信家长都希望尽量采用简便、无创的治疗方案，而不是通过手术来进行治疗。

5 口呼吸为什么会影响样貌？

在儿童生长发育期，如果呼吸气流不经过鼻腔而是改为经过口腔，就有可能影响孩子的颌骨发育，造成上腭高高拱起，牙弓越来越狭窄，牙齿向前突出，下颌短或处于后缩位置，嘴唇变短、变厚、外翻，脸型变长，这类样貌改变称为"口呼吸面容"。如果口呼吸发生在青春发育高峰期之后，此时骨骼已经成形，样貌就不会出现太大的变化。需要注意的是，"口呼吸面容"的形成是个缓慢而漫长的过程，若孩子短期存在口呼吸现象，例如数月内，家长则无需过度担心其对面容的影响。

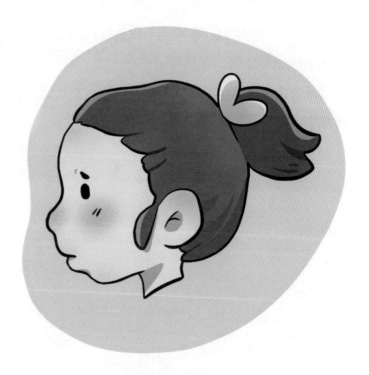

6 口呼吸儿童更容易患"蛀牙"或牙周病吗?

　　呼吸方式会影响孩子的口腔健康,口呼吸的孩子患"蛀牙"和牙周病的风险高于正常鼻呼吸的孩子。口呼吸的孩子最直观的感受就是早晨起床时口干,前牙牙龈红肿光亮。因为张口呼吸时,寒冷、干燥甚至是不洁净的空气直接接触牙齿和牙龈,容易导致口腔干燥、唾液分泌减少,造成牙齿自我清洁作用减弱,容易堆积食物残渣,出现细菌滋生,增加了发生"蛀牙"和牙周病的风险。

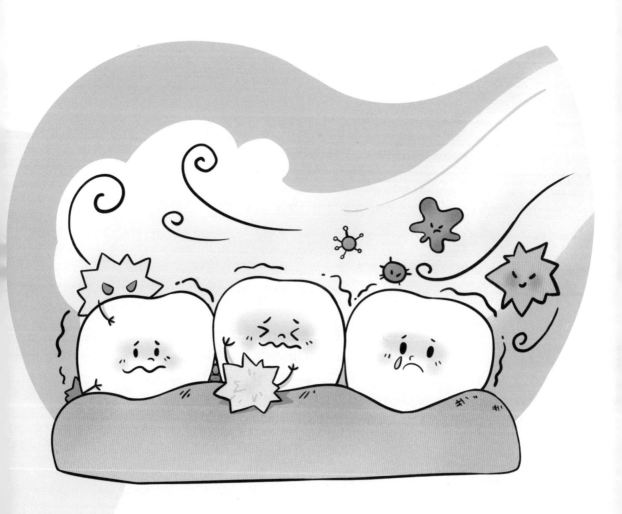

7 口呼吸会影响孩子的大脑发育吗？

口呼吸不会直接影响孩子的大脑发育，但是与一种会影响全身健康的疾病密切相关，这种疾病叫"阻塞性睡眠呼吸暂停（obstructive sleep apnea，OSA）"。口呼吸是OSA 的主要症状之一，由于气道阻塞，机体出现通气不足，甚至反复的呼吸暂停，血氧浓度过低，如果不及时治疗会导致孩子生长迟缓，大脑和智力发育异常，并且可能出现不同程度的神经认知异常，例如精力不集中、性情冷漠、压抑、敏感、焦虑、多动、记忆力减退、反应迟钝等。

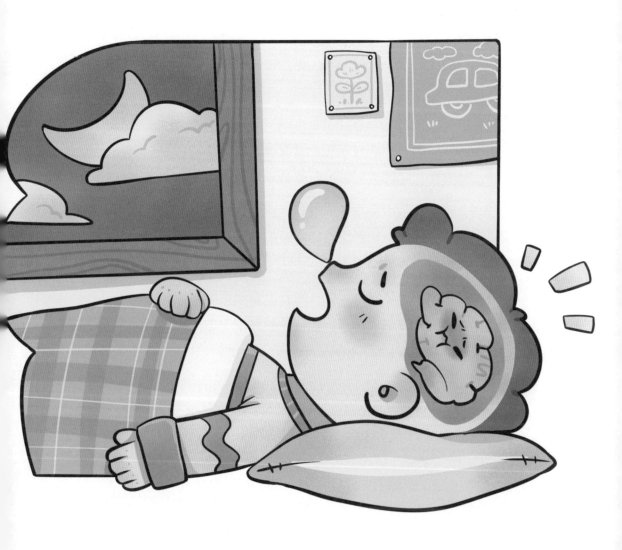

8 张着嘴巴就是口呼吸吗?

张着嘴巴不一定就是口呼吸。

口呼吸是指呼吸时有气流通过口腔。张着嘴巴、无法闭唇有很多原因，有的孩子睡眠时唇部肌肉放松，也可能会出现嘴唇微张，露出牙齿的状态，但只要呼吸时没有气流通过口腔，就不是口呼吸。判断是否口呼吸的一个重要指标是舌体的位置。正常鼻呼吸状态下，舌体是紧贴于上腭的；而口呼吸的时候，舌体位置降低，离开上腭一定的距离，在口腔内形成了一个气流通道。因此，若孩子上下唇微张，但是舌头依然紧贴上腭，口腔内并没有气流通过，就不是口呼吸。

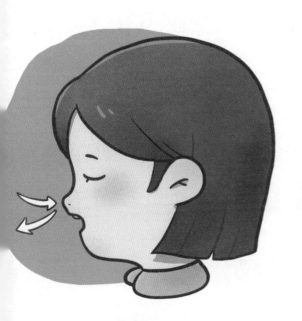

鼻呼吸

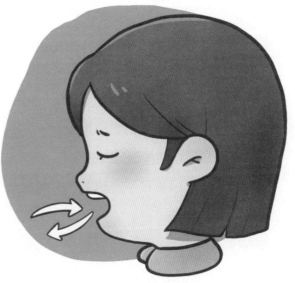

口呼吸

9 家长怎么判断孩子有没有口呼吸？

　　口呼吸是很容易观察的，关键在于判断孩子呼吸时口腔是否有气流通过。因此家长可以在孩子熟睡后，使用羽毛、细线等轻柔物品放在孩子嘴边，观察是否有气流吹动这些物品。如果随着孩子的呼吸，羽毛或细线出现摆动，则说明存在口呼吸。由于口鼻位置较近，这些物品放置于嘴边时要注意遮挡鼻部气流的影响。

　　家长也可以在孩子熟睡后，将擦拭干净的镜子放在儿童嘴巴处，停留几秒。如果镜面上出现雾气，则说明存在口呼吸。

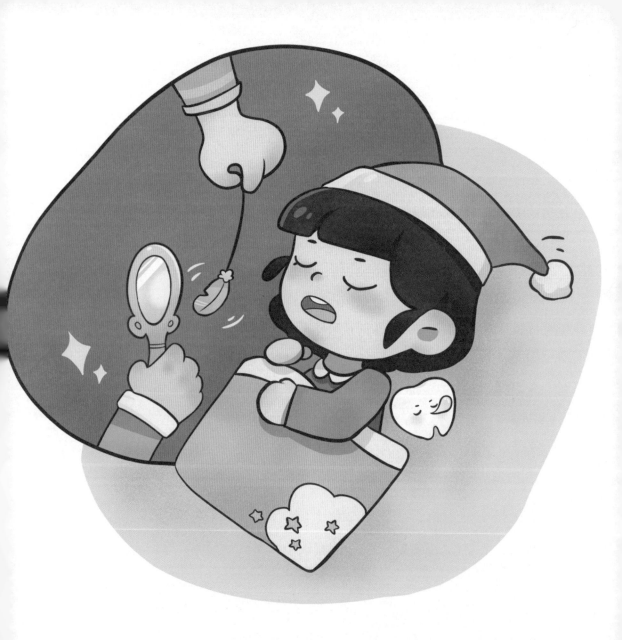

10 腺样体肥大，不治疗会变好吗？

生理情况下，儿童 6~7 岁时腺样体发育为最大，青春期后逐渐萎缩。但是，有的时候腺样体、扁桃体因为受到刺激而发生病理性肥大，随着年龄的增长不一定会萎缩。

等待腺样体、扁桃体自然萎缩也是一个漫长的过程，可能需要好几年。在这个等待的过程中，如果孩子一直存在口呼吸，甚至 OSA，就可能对身体健康、智力发育和样貌等造成负面影响，严重时还可能影响孩子的心理健康。

因此，如果发现或怀疑孩子的腺样体、扁桃体肥大，应根据医生的检查和建议，采取相应的治疗措施。

11　口呼吸该怎么治?

　　口呼吸其实是一种症状,孩子如果出现了口呼吸,首先应该找到病因。如果是鼻炎、腺样体肥大、扁桃体肥大等原因堵塞了气道导致孩子口呼吸,那么一般需要由耳鼻喉科医生治疗这类导致气道堵塞的疾病。如果是上颌骨狭窄和／或下颌骨后缩导致的口呼吸,则应该由口腔科医生进行正畸治疗。如果气道通畅的孩子形成了习惯性口呼吸,那么就应该进行肌功能训练,以破除口呼吸的习惯。

　　可见,口呼吸可能由多种原因造成,因此,对它的治疗也可能需要多个学科的医生共同开展。

12 口呼吸孩子的扁桃体和腺样体需要切掉吗?

　　病理性肥大的扁桃体和腺样体并不能为孩子提供保护,万不得已的时候确实只能舍弃,也就是通过手术方式切除。但是,也不是见到肥大的扁桃体、腺样体就"一切了事",医生一般会根据肥大程度、炎症状态、症状等多方面因素综合评估。有的孩子可以先尝试保守治疗,主要包括药物治疗和口腔正畸治疗。对于那些不适合保守治疗或保守治疗效果不佳的孩子,手术治疗就是无奈而又必须的选择了。

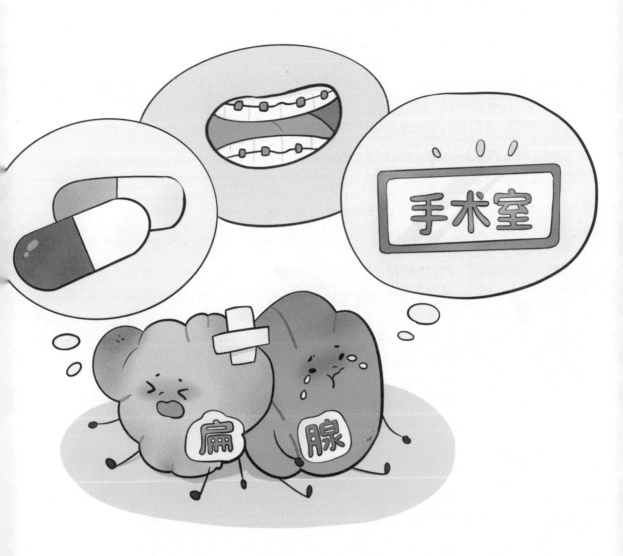

13 口呼吸的手术治疗过程复杂吗？

口呼吸的手术治疗是指通过手术切除扁桃体、腺样体的治疗。一般采用全身麻醉方式，有条件的医院还可以通过显微手术完成。如果在手术过程中出血少、创伤小，则术后恢复快，观察一两天就可以出院。有些孩子手术后可能会出现免疫力减弱，但一般情况下是短期的，随着孩子的成长，全身免疫力很快就能恢复。

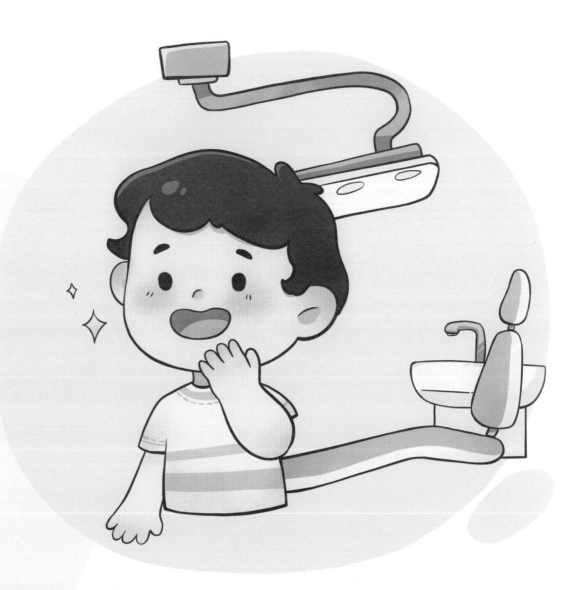

14 正畸治疗对口呼吸有用吗?

有用。

口呼吸会导致牙弓狭窄、下颌后缩等牙弓和颌骨发育畸形,这些畸形又会进一步压迫气道,加重睡眠呼吸异常。口腔正畸治疗是除药物治疗之外,另一种常用的保守治疗方法。正畸治疗的原理是通过配戴矫治器扩大气道,气道增大后,可以引导正常的鼻呼吸,减少气流对腺样体、扁桃体的刺激,有利于病理性肥大的腺样体、扁桃体慢慢萎缩。此外,那些已经因口呼吸而样貌改变的孩子,就更需要通过口腔正畸来矫治了。

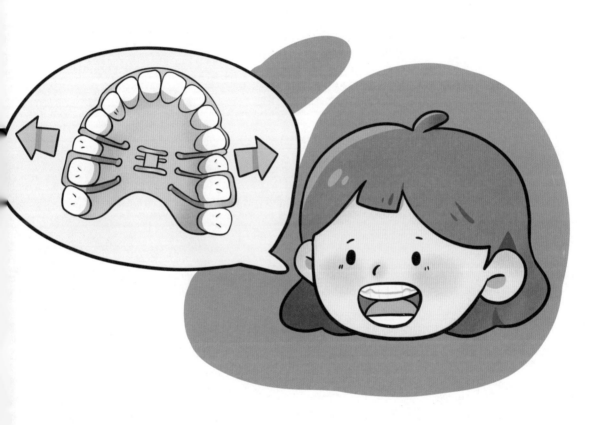

15 对于口呼吸孩子，用"闭口贴"贴住就行了吗？

　　有些宣称能治疗口呼吸的物品，如"闭口贴""闭唇绷带"等，乍一看便宜又方便，但实际上盲目地强制孩子把嘴巴闭上，会有非常大的健康隐患。口呼吸的孩子常伴随 OSAHS，会因气道阻塞而缺氧，如果再盲目地把经过口腔呼吸的通道也封闭住，反而会加重不良的睡眠呼吸症状和缺氧状态，甚至可能导致孩子生长迟缓、大脑发育异常，以及出现不同程度的神经认知异常。由此可见，治疗口呼吸，绝不是贴住嘴巴就可以。

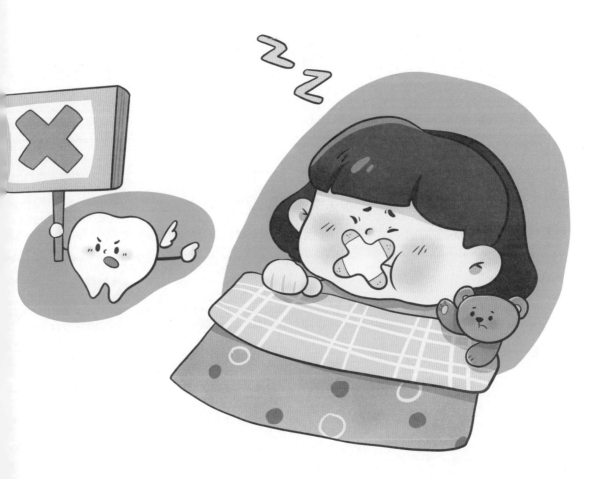

16 孩子打鼾怎么治呢?

　　孩子打鼾同口呼吸一样,常见的病因也是腺样体、扁桃体肥大。当气道发生阻塞,气流通过阻塞物时就会发出鼾声。孩子打鼾,同样可以先考虑保守治疗(包括药物治疗和口腔正畸治疗),而对于有些较为严重或已经发生牙齿及颌骨发育畸形的孩子,还可能需要采取腺样体、扁桃体切除术和口腔正畸联合治疗,才能达到最佳效果。

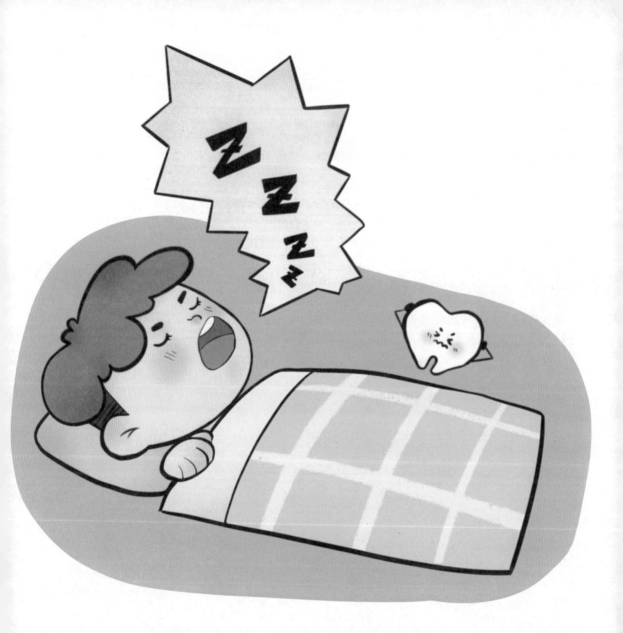

133

第七部分

健康专题二：

别用错误的口腔知识，耽误孩子的口腔健康

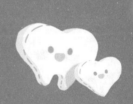

天下的父母都希望孩子能够健康快乐地长大，在孩子成长的过程中，口腔健康和生长发育息息相关。家长朋友们一定要学会分辨哪些是正确的口腔知识，哪些是错误的口腔知识，千万不能让挂在嘴边的口腔知识误区，耽误了您孩子的健康。

1 乳牙早晚要换，"蛀牙"还需要治疗吗？

需要治疗。

很多家长认为乳牙迟早要换，就算孩子有了"蛀牙"不补也没有关系。这种观念是错误的。"蛀牙"不及时治疗会逐渐加重，儿童龋病的危害比成人龋病还要大，可能影响孩子的生长发育和身心健康。

"蛀牙"会导致牙齿疼痛，并造成孩子咀嚼功能下降，影响消化吸收。严重时可能影响乳牙牙根下方的恒牙牙胚的发育，甚至还有可能诱发全身疾病（如肾炎、心肌炎等）。

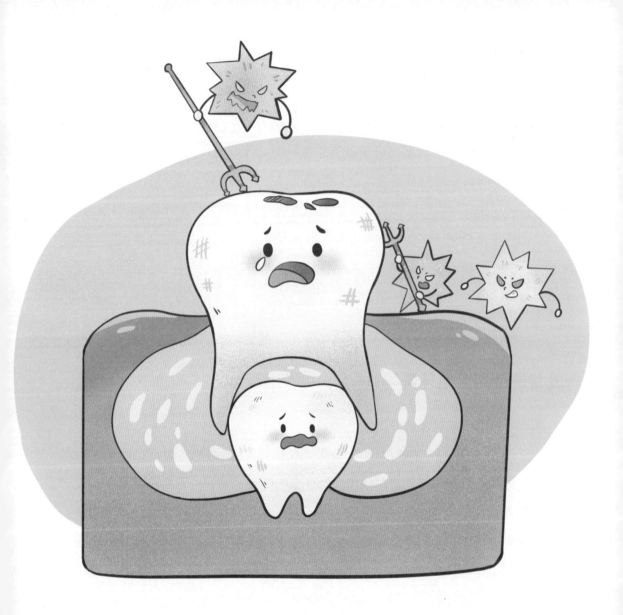

2 只有牙齿不齐才需要矫治吗?

很多家长认为只有牙齿不整齐才需要矫治，其实不然。矫治除把牙齿排整齐以外，还应注重颜面部的美观。如果您发现自己的孩子有"龅牙"或"地包天"的倾向，这时候就要注意了！很有可能是您的孩子因遗传或后天不良习惯（如口呼吸、咬嘴唇等）而导致颌骨发育异常，这可不是简单的牙齿问题。孩子在生长发育高峰时期，口腔正畸科医生可以通过功能矫治等方式改善颌骨发育的不协调，同时也需要尽早纠正不良习惯，不要等到难以纠正颜面美观和功能的时候，才意识到问题的严重性。因此，建议孩子从 4 岁开始，定期到口腔正畸专科医生处检查颌骨和牙齿的生长状况，以便抓住最佳的矫治时机。

3 儿童能使用含氟牙膏吗?

能，但是使用前需要做好功课。

"氟"是自然界的"防蛀战士"，使用氟化物预防龋病是 20 世纪口腔预防医学对人类巨大的贡献之一。儿童在使用含氟牙膏的时候，需要注意控制用量（含氟牙膏的用量说明详见第三部分的问题 7），由于幼儿吞咽功能尚不健全，需要注意避免误吞含氟牙膏。因此，任何年龄段的孩子在使用含氟牙膏的时候，家长都应该教会孩子漱口和吐水，避免吞下过多的牙膏。

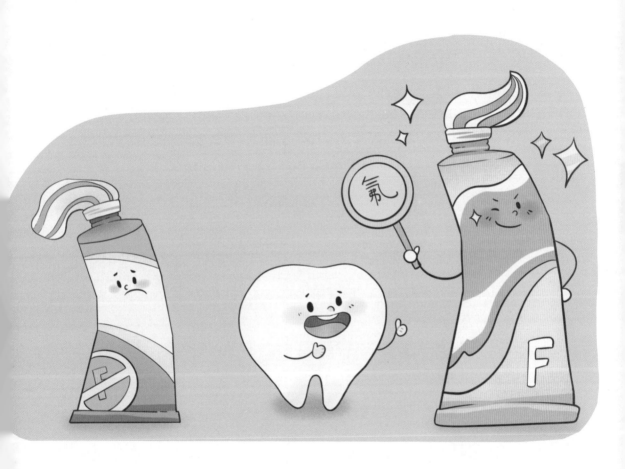

4 乳牙不够坚硬，只能吃软的食物吗？

　　有些家长担心孩子吃硬的食物容易把乳牙咬坏，其实不然。如果孩子的牙齿长期只咀嚼软的食物，可能会导致咬合力及口腔周围肌肉力量变弱，影响颌骨的发育。另外，长期进食过软，还容易引起乳牙不能按时脱落，恒牙已萌出但乳牙却没有让位，出现"双排牙"（专业术语称为乳牙滞留）等问题，造成牙齿排列不整齐。

　　适当吃较硬食物的益处主要包括以下三点：

　　（1）对乳牙有良好的刺激作用，促进乳牙牙根自然吸收和按时脱落，有利于恒牙的替换。

　　（2）增强咀嚼能力，有助于锻炼口腔周围的肌肉，进而有效地激发下颌骨的生长。

　　（3）促进牙齿的清洁，减少牙龈发炎。

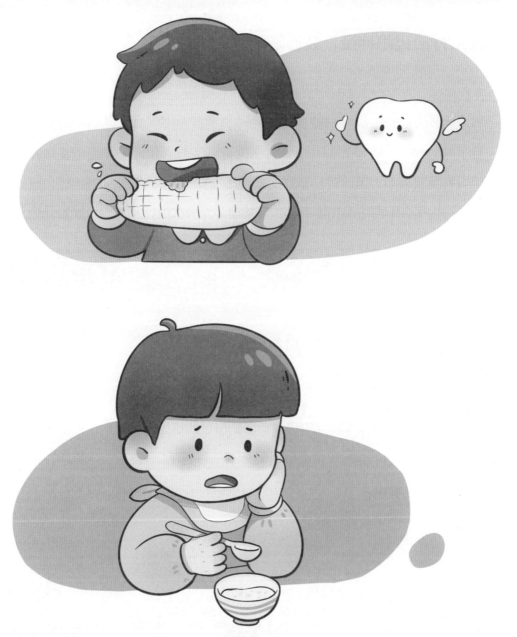

5 乳牙治疗时拔除神经，会影响恒牙的神经吗?

不会影响。

很多家长担心孩子乳牙治疗时拔除神经会影响恒牙，其实不然。每颗牙齿的神经都是独立长在牙齿里面的，恒牙位于乳牙的下方，恒牙的神经也是被外面的牙体组织包裹起来的。因此对乳牙"抽神经"，并不会影响到恒牙的神经。家长不需要紧张，也不必因害怕而犹豫不定，若耽误了乳牙的治疗反而有可能影响恒牙的发育。

6 孩子可以拍口腔科 X 线片吗?

可以。

家长常担心拍口腔科 X 线片的辐射会影响孩子的健康。事实上，拍摄一张 X 线片的辐射量对人体的影响是非常小的。另外，拍片室都配有铅衣，可以屏蔽射线。在拍 X 线片时穿上铅衣，可将辐射量降低到最小，能更好地保护孩子。X 线片对口腔疾病的诊疗非常重要，可以观察孩子的牙根、牙槽骨及换牙等情况。医生只有在必要时才会给孩子拍 X 线片，辐射剂量也是安全的，因此家长不必过分担忧。

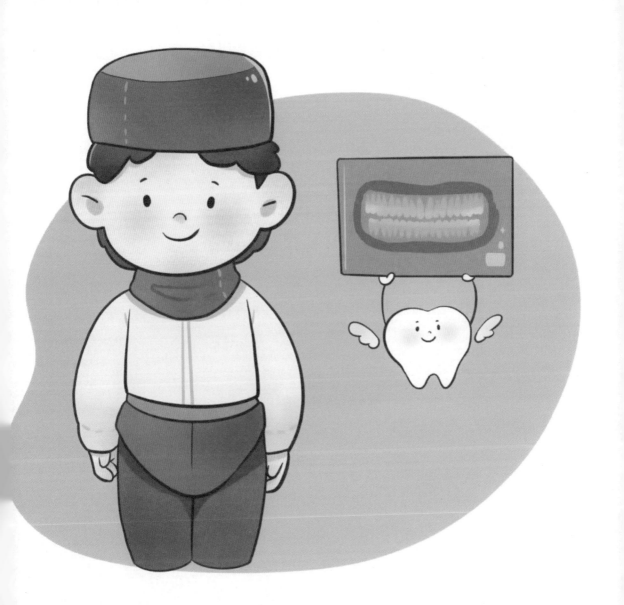

7 孩子可以洗牙吗？

可以。

洗牙是为了清除牙齿上刷不掉的脏东西。成年人经常会有一些牙石、色素等，小朋友如果平常不好好清洁牙齿，也会存积很多脏东西。2~12 岁的儿童很少有牙石，但是色素往往较多，医生可以使用较柔和的毛刷或橡皮杯进行清洁和抛光，孩子并不会感到疼痛。12 岁以上的孩子如果口腔卫生不好，也会有牙石，建议半年常规口腔检查，根据医生的建议进行洗牙。

当然，比洗牙更重要是让孩子养成每天认真刷牙的好习惯，减少菌斑、色素和牙石的存积，并且每半年定期检查牙齿状况。

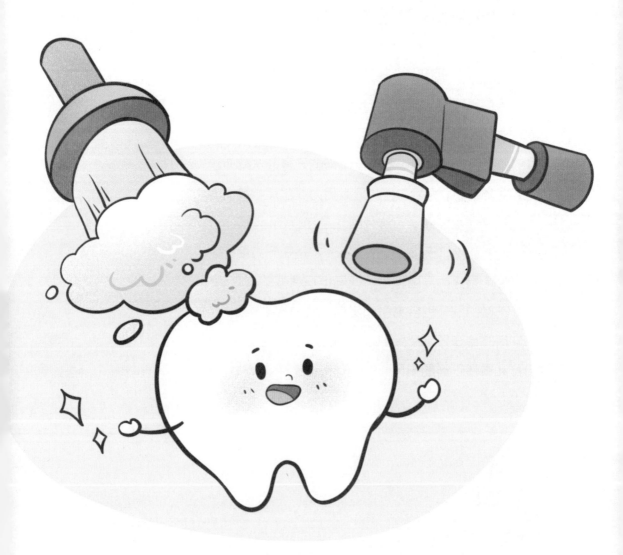

8 孩子牙龈出血还能继续刷牙吗？

能继续刷牙。

有的孩子在刷牙的时候发现吐出来的牙膏泡沫有血丝，家长就会很紧张，以为是孩子刷牙太用力或龈炎导致出血，所以不让孩子继续刷牙了，这种观念是错误的。其实，牙龈出血往往提示我们牙龈发炎了，不一定是刷牙力度过大。牙龈发炎可能是牙龈周围软垢、牙石堆积诱发的，在这种情况下，正常的刷牙也容易引起出血。这时应继续正确刷牙，并到医院检查牙齿及牙龈是否存在健康问题，经过合理的治疗和掌握正确的刷牙方法，待牙龈炎症消退后，就不容易出血了。

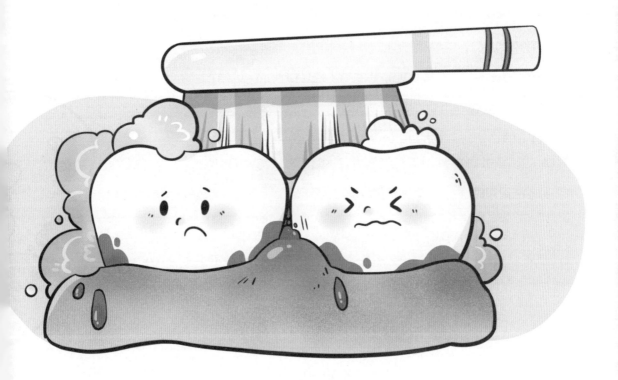

9 刷牙太麻烦，让孩子多漱口就行了吗？

不行，漱口不能替代刷牙。

有的孩子嫌刷牙太麻烦，想用漱口替代刷牙，这是错误的做法。口腔中的细菌能牢牢地黏附在牙齿表面，仅仅通过漱口是不可能去除的。漱口只能清除部分浅表的食物残渣，暂时清新口气，无法达到刷牙的清洁力度和深度。因此，每天早晚让孩子拿起牙刷，好好刷牙吧！

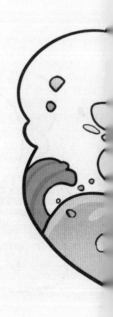

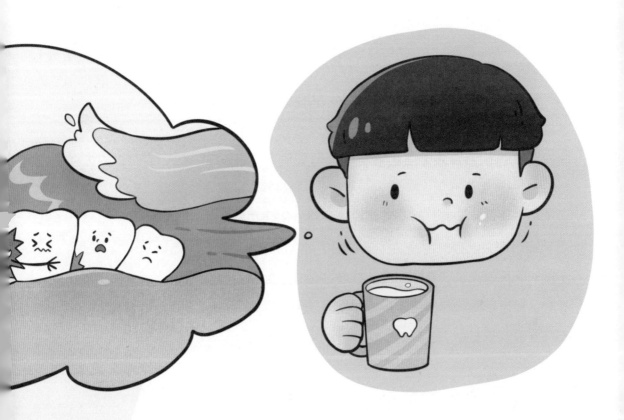

10 牙痛缓解了，还需要看口腔医生吗？

需要定期看口腔医生。

牙齿不痛不等于牙齿健康。例如，早期的"蛀牙"，因为龋损不深，偶尔会引发刺激痛，通常缓解较快。如果一直拖到牙齿剧烈疼痛无法缓解时再去看医生，就会发现"蛀牙"已经很严重了，甚至引起牙髓炎，这时就不是通过单纯补牙能解决问题，而是需要拔除神经，将会花更多的费用和时间来治疗，也增加了孩子治疗时的痛苦。此外，有的时候牙髓炎过了急性期后，疼痛会缓解，但炎症仍然存在。所以定期口腔检查非常必要，即便牙痛缓解了，仍然需要带孩子去看口腔医生。

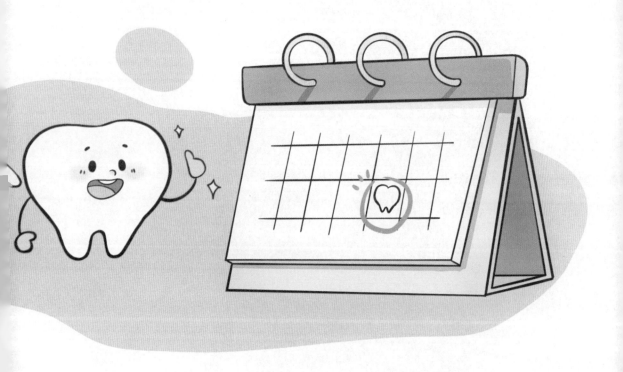

第八部分

健康专题三：

影响孩子心理健康的口腔问题

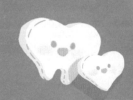

小明平时特别爱出去玩耍，无论是走到公园还是游乐场，他总会快快乐乐地咧开小嘴，高兴地大笑。可是，最近小明妈妈发现他周末不愿意出门了，即使勉强去游乐场，也显得高兴不起来，甚至连以前最爱玩的旋转木马也不玩了。父母觉得很奇怪，就去问小明，这时他才说，前不久班级同学拍合照，看到照片里自己哈哈大笑时，嘴巴里全是小黑牙，曾经白白净净的牙齿上长满了黑洞，还经常隐隐作痛，影响吃饭，心里难受极了。看到小明这么在意自己牙齿的健康和美观，父母这才意识到口腔问题还会影响到孩子的心理健康。

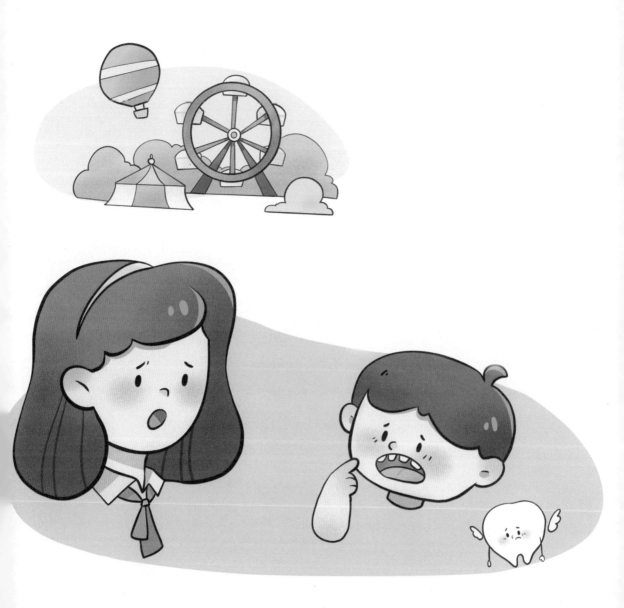

1 满口都是小黑牙，影响健康危害大

　　您是否发现自己的孩子一张嘴，就能看到很多变黑的牙齿呢？这时候家长需要注意了，牙齿变黑可能是代表孩子的牙齿已经发生龋坏了，满口的小黑牙不仅会引起疼痛，影响孩子吃饭，还会影响美观。这种情况容易导致孩子自卑，变得不爱笑、不爱说话、不愿露出黑黑的牙齿。时间一长，孩子的生活、学习，以及和小朋友们的交流都会受到影响。因此，如果发现孩子长"蛀牙"，应尽早到口腔医院治疗，千万不要拖到孩子"满口小黑牙"而影响牙齿和心理的健康。

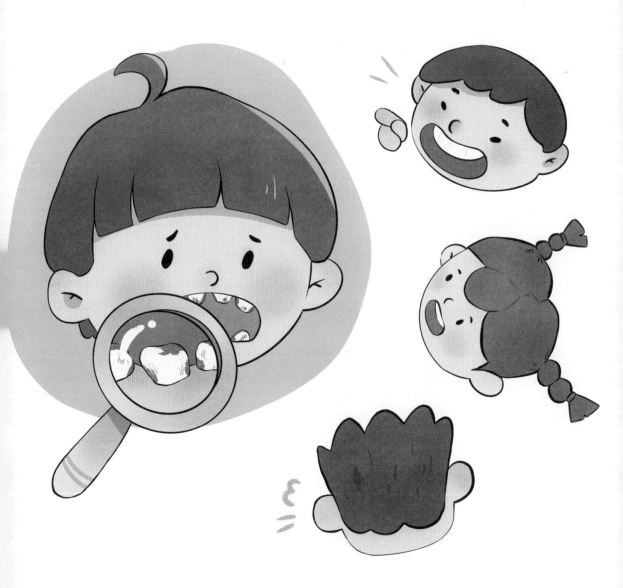

2 牙龈出血有异味，不敢说话不张嘴

　　有的家长认为，孩子的牙齿不脏，简单刷一刷就可以了，其实这种观念是错误的。孩子和成年人一样，进食后产生的食物残渣，以及一些致病细菌都会附着在牙齿表面，可不是漱漱口或简单刷牙就可以全部清除掉的。如果长期清洁不干净，孩子也会得龈炎，出现牙龈出血、口臭等状况，影响孩子的社交生活及心理健康。因此，应早晚刷牙、饭后漱口，尽早帮助孩子养成良好的口腔卫生习惯。

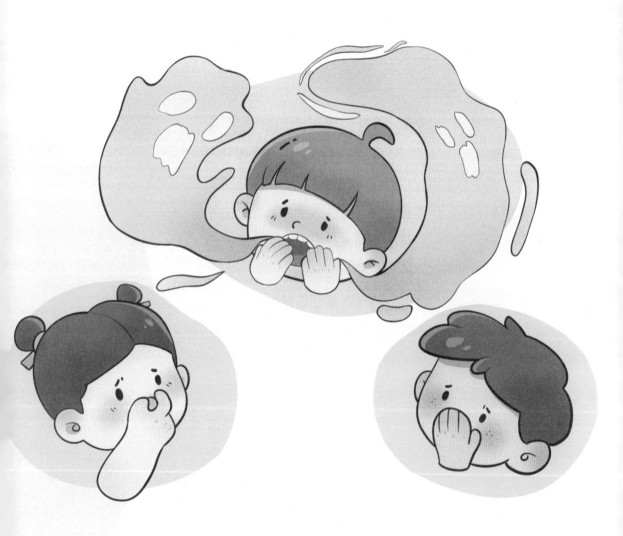

3 笑不露齿有隐情，孩子需求要倾听

　　一口洁白整齐的牙齿，通常会给人增加自信。"龅牙""地包天"等形容牙齿不好看的词语，可能会让孩子产生自卑感，变得不爱笑，或者笑的时候用手捂着嘴。这些表现应该引起家长们的高度关注，有的孩子在意自己的外观，当发现牙齿不好看时可能会向父母提出矫治牙齿的想法。此时家长应多和孩子沟通，聆听他的需求，对于影响面部美观及功能的牙齿问题，建议尽早到口腔科检查并治疗，避免给孩子的心理健康带来隐患。

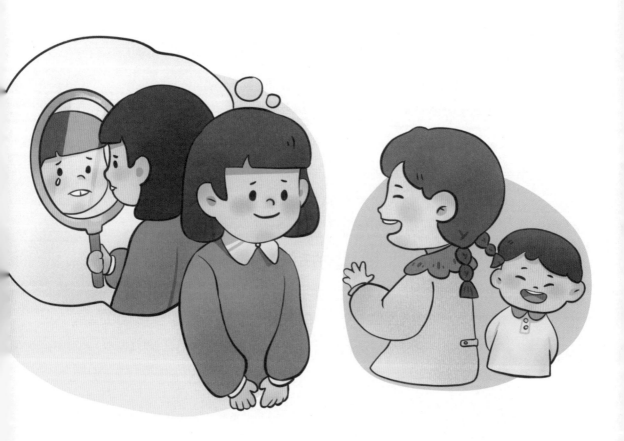

4 发音不准沟通难，心里受创言谈少

　　如果家长发现孩子说话时，有个别字或词语发音不准，而且怎么纠正都改不过来的时候，有可能是舌系带过短造成的。若不及时治疗，时间一长，容易让孩子与周围人沟通时产生困难和误解，可能会导致孩子不敢或不爱开口说话，从而引发心理问题。

　　那么家长应该如何进行检查呢？有个简单的方法：可以让孩子将舌头尽量往前伸出来，正常的舌尖呈"V"形，如果舌尖呈现"W"形，表明可能有异常，需要尽快到口腔医院检查。如果医生诊断为舌系带过短，则可能需要做一个小小的手术，并进行语音练习，以纠正发音。

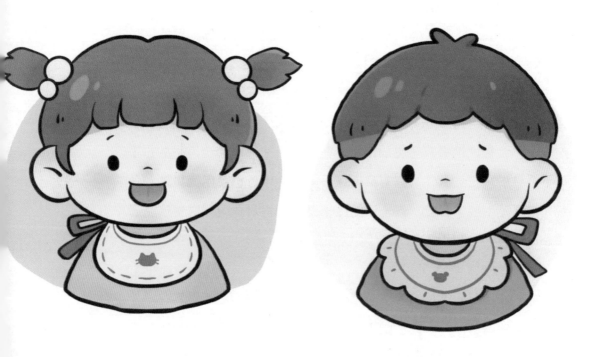

5 强迫治牙可不好，心理阴影少不了

　　一说到看牙，很多小孩子会因为害怕而抗拒。这时候，有的家长会恐吓、强迫孩子躺在口腔治疗椅上进行治疗，这种做法是不可取的。家长应该多站在孩子的角度为孩子着想，医院的环境可能会让其情绪紧张，如果不理解孩子，强迫其治疗，孩子就会因恐惧而更加哭闹。这样不仅会极大地影响医生操作，存在安全风险，还会给孩子的心里留下看牙的阴影。另外，有些家长在日常生活中，也会用医生这个角色来"吓唬"或"管教"孩子，使孩子潜意识里对医院和医生产生恐惧心理，这更是不可取的。

　　所以，给孩子治疗牙齿千万不能强迫，如果实在不能配合，可以暂缓治疗，并多跟孩子沟通。毕竟口腔治疗程序比较复杂，有的器械尖锐，如果强行治疗，很容易误伤，甚至造成严重后果。

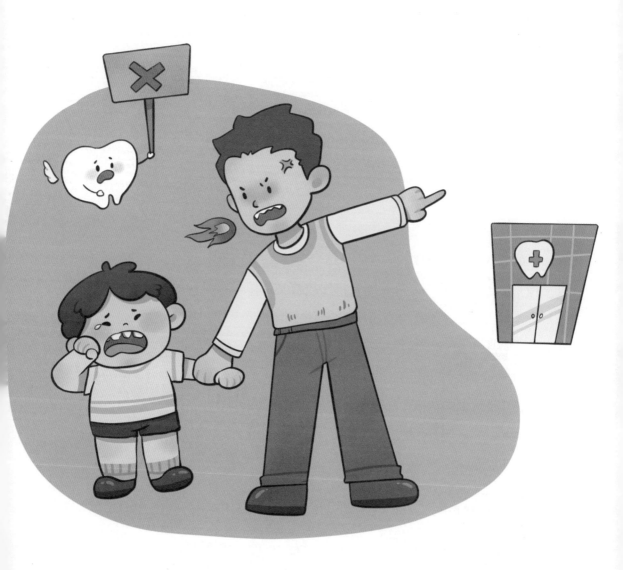

6 看牙胆小不是错，都是焦虑惹的祸

　　小孩子第一次看牙时，来到陌生的环境会让他们感到不安。平常听到的一些言语，也会影响他们对看牙体验的判断，例如"拔牙很痛""把牙齿钻出血"等令人害怕的描述。当躺在口腔治疗椅上，看到台面上的器械，听到高速涡轮机磨牙时像电钻一样的声音后，每个人都会感到害怕。在高度紧张的状态下，人对疼痛会特别敏感。一旦有一次不好的体验，再次看牙的时候就会更加焦虑和抗拒。

　　因此在看牙之前，要给孩子先做好心理准备和疏导，可以给孩子观看治疗牙齿的绘本或动画片，让他们明白看牙并不是一件可怕的事情，从而缓解心理的焦虑和不安。

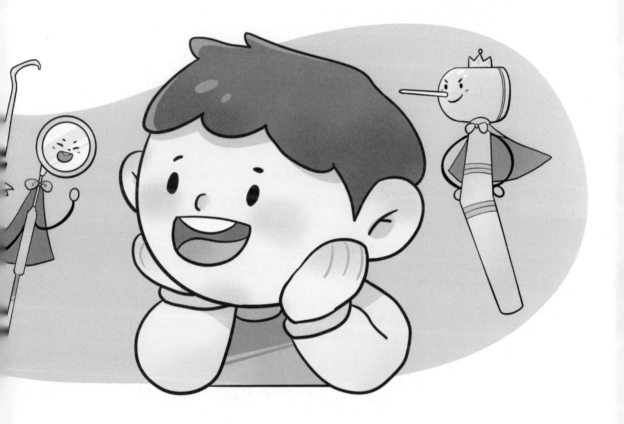

7 舒适无痛治疗好，孩子看牙开口笑

现在儿童口腔科室的治疗环境大大改善，例如有些诊室里贴有卡通图案，播放动画片等。治疗时，还可以采用笑气－氧气镇静、无痛麻醉等技术方法，让小朋友在放松的状态下完成口腔治疗，既能减轻治疗带来的疼痛，又可以缓解孩子对口腔治疗的恐惧。

假如每次进行口腔治疗时，孩子都感觉舒适，长此以往便不再畏惧口腔治疗。倘若孩子能把口腔治疗当作愉快的经历，就不会再哭丧着小脸蛋了。

8 行为管理学问大，家长医生要配合

　　口腔治疗是一个系统工程，除治疗操作之外，对儿童的行为管理也是很有必要的。良好的行为管理能够让孩子更加信任医生，也能减轻看牙的痛苦。做好行为管理，需要家长和医生积极配合，下面提供一些方法给家长参考。

　　（1）语音控制：通过控制语音的音量和语速，避免孩子消极或抵抗的行为，但不能辱骂孩子。

　　（2）榜样示范：给孩子看旁边治疗牙齿时不哭闹的小朋友，或者观看动画片，让其明白看牙并没那么可怕。

　　（3）正向强化：当孩子表现良好时，多进行夸奖与奖励，使其能够更好地配合。

9 勇敢治牙要鼓励，父母夸奖增信心

　　每个人都有自尊心，孩子也不例外。每一个孩子都希望得到家长真诚的鼓励。当孩子克服心理上的重重压力，来到口腔医生面前接受治疗时，他们最希望得到的就是父母的肯定，夸赞他们"真棒！真勇敢！"这不仅仅是一声单纯的表扬，还是一种心灵上的沟通。这样及时的鼓励和适当的表扬，会让小朋友信心倍增，不仅增强了孩子勇敢治牙的决心，还会让孩子在面对其他挑战的时候，也能有充足的自信心。这种正向反馈有助于培养孩子乐观开朗、无惧困难的性格。

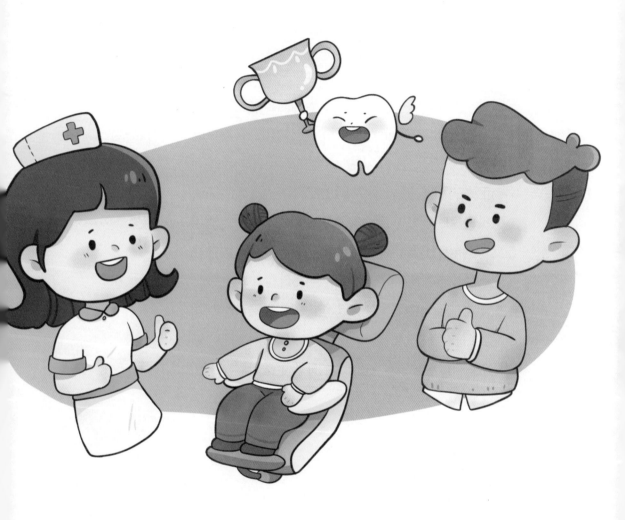

10 爱牙护齿健康娃，家长必须从小抓

　　小小的牙齿，也有大大的学问。不要等到问题严重了，才去医院解决，更重要的是避免出现问题。牙齿的预防和保健要从小做起，来看一看下面的爱牙护齿小贴士吧。

　　（1）学会正确的刷牙方法（水平颤动拂刷法或圆弧刷牙法）。

　　（2）坚持每天早晚刷牙，每次刷牙 3 分钟，每 3 个月更换一次牙刷。

　　（3）在父母的帮助下学会使用其他辅助清洁工具，如牙线。

　　（4）少喝碳酸饮料，不要摄入过多的甜食。

　　（5）纠正不良口腔习惯，别让牙齿和容貌变难看。

　　（6）定期到口腔医院做检查。

　　（7）定期涂氟和窝沟封闭，让孩子的牙齿更健康。

希望帮助家长朋友突破口腔健康知识的

盲区和误区，共同呵护孩子的口腔健康。

祝您的孩子健康、美丽、聪明！

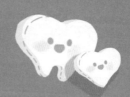

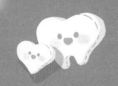

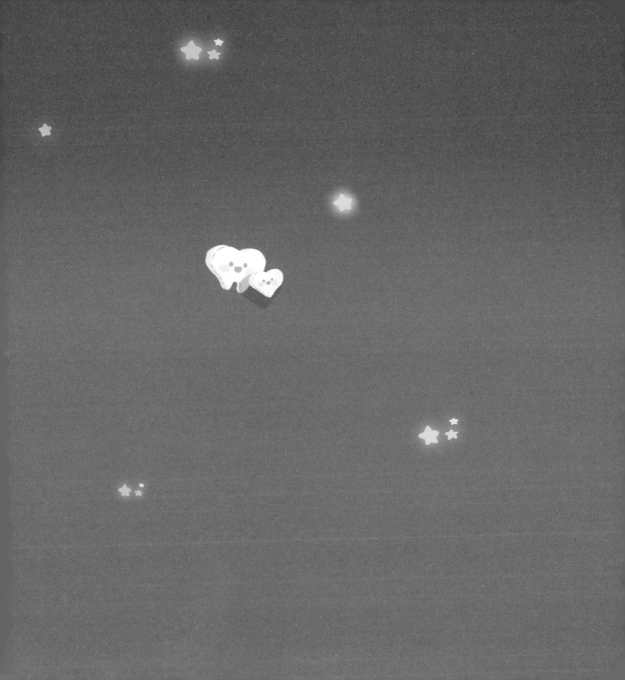

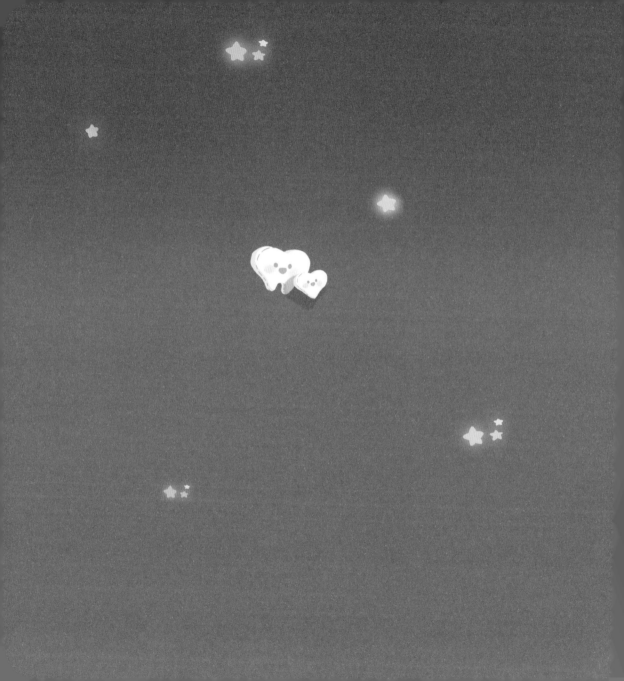